《门诊来不及问的那些话》丛书

慢性支气管炎

主　编　尹国有

副主编　王贺雷　刘仿访

编著者

尹国有　尹淑颖　王贺雷

刘　昕　刘仿访　赵　晨

陈玲曾　饶　洪　蔡小平

江西科学技术出版社

江西·南昌

图书在版编目（CIP）数据

慢性支气管炎／尹国有主编. -- 南昌：江西科学技术出版社，2022.6（2023.10重印）

（门诊来不及问的那些话丛书）

ISBN 978 - 7 - 5390 - 8124 - 3

Ⅰ.①慢… Ⅱ.①尹… Ⅲ.①慢性病 - 支气管炎 - 防治 Ⅳ.①R562.2

中国版本图书馆 CIP 数据核字（2022）第 053937 号

国际互联网（Internet）地址：

http://www.jxkjcbs.com

选题序号：KX2021030

图书代码：D22008 - 103

责任编辑：王凯勋　宋涛

慢 性 支 气 管 炎
MANXING ZHIQIGUANYAN

尹国有　主编

出版发行	江西科学技术出版社有限责任公司
社址	南昌市蓼洲街 2 号附 1 号
	邮编:330009　电话:(0791)86615241　86623461(传真)
印刷	江西新华印刷发展集团有限公司
经销	各地新华书店
开本	710mm×1000mm　1/16
字数	171 千字
印张	14.25
版次	2022 年 6 月第 1 版　2023 年 10 月第 3 次印刷
书号	ISBN 978 - 7 - 5390 - 8124 - 3
定价	25.00 元

赣版权登字 -03 -2022 -61

　　医生与患者,是医疗活动的主要参与者,他们本应友好相处,密切合作,共同战胜疾病,犹如同一战壕的战友。然而当今社会,医患关系紧张已成普遍现象,医患纠纷也时有发生。

　　这一方面往往是由于患者对疾病的认识不足,对治愈疾病的需求迫切,从而对医疗服务有了过高的期望,认为到了医院就不论什么疾病都能一治就好,一旦疗程稍长,就担心医生是否在"忽悠"自己,耽搁自己的病情。加之近年来医疗费用逐渐走高,老百姓看病时会担心是否被过度检查、过度治疗。另一方面,医生工作任务繁重、时间紧张,无法做到为每位患者细细解说病情,回答其每个疑问,这常常招致患者及家属的误解和非议,让医生感到委屈心酸。

　　笔者长期在临床一线工作,深知广大患者看病之难,也深感医生工作之不易。为了满足广大患者与医生多交流、多沟通的愿望,解答患者在门诊中那些来不及问的话;为了扫清广大患者求医过程中的种种疑惑,告诉患者最应该知道的医学知识,避免出现类似"医生葫芦里到底卖的什么药""患者把我的好心当成了驴肝肺"的疑虑和误会。我们特组织有关专家、教授,编写了《门诊来不及问的那些话》系列丛书,希望藉由本书拉近医生与患者的距离,为患者和医生建立起沟通桥梁,缓解紧张的医患关系,构建和谐的医疗环境,把百姓就医的风险和成本降到最低。

  提起慢性支气管炎,大家都不会陌生,慢性支气管炎是指气管、支气管黏膜及其周围组织的慢性非特异性炎症,是呼吸系统的一种常见病,多发病。慢性支气管炎以咳嗽、咳痰或伴有喘息及反复发作的慢性过程为特征,病情持续发展可并发慢性阻塞性肺气肿,甚至慢性肺源性心脏病,严重危害着人们的健康。什么是慢性支气管炎?怎样预防慢性支气管炎?如何正确诊断慢性支气管炎?慢性支气管炎有哪些治疗方法?怎样做才能不误诊、疗效好?……人们对慢性支气管炎的疑问实在太多了。本书以作者接诊慢性支气管炎患者过程中常被问及的问题,以及慢性支气管炎患者来信、来电、发微信等咨询时经常提出的问题为基础,以慢性支气管炎患者最关心的问题为重点,采用患者根据自己的情况提问题,医生予以详细解答的形式,系统地介绍了慢性支气管炎的防治知识,认真细致地解答了广大慢性支气管炎患者在就医过程中经常遇到的问题,以解除慢性支气管炎患者心中诸多的困惑,希望医生与患者共同努力,找出治疗调养康复良策,达到早日恢复健康的目的。

  书中文字通俗易懂,内容科学实用,对每一个问题的解答均尽可能做到简单明了,力求让广大读者看得懂、用得上,适合于慢性支气管炎患者、基层医务人员和广大群众阅读参考。衷心希望通过本书,慢性支气管炎患者能解除疑惑,找出良方,战胜疾病,远离痛苦,享受健康幸福的人生。

  在本书的编写过程中,我们参考了许多公开发表的著作,在此一并向有关作者表示衷心的感谢。由于我们水平有限,书中难免有不当之处,欢迎广大读者批评指正。

尹国有

2021 年 1 月

目 录

Contents

第一章 慢性支气管炎是这么回事·1

本章讲解了慢性支气管炎是什么、怎样预防等慢性支气管炎的基础知识，告诉您慢性支气管炎是怎么回事。

第二章　慢性支气管炎患者这样做不误诊·29

本章介绍了有关慢性支气管炎检查和诊断方面的知识，帮助您合理选择检查方法慢性支气管炎，避免过度检查、避免出现误诊。

第三章　慢性支气管炎患者这样做疗效好（西医篇）·51

本章帮助您了解应该知道的慢性支气管炎治疗知识，帮助您合理选择治疗慢性支气管炎的方法和药物，正确治疗慢性支气管炎，获得满意疗效。

第四章　慢性支气管炎患者这样做疗效好（中医篇）·77

本章为您讲解了中医是怎样认识慢性支气管炎、以及中医治疗慢性支气管炎常用的方法、方药等，帮助您更好地享受中医治疗慢性支气管炎的特色和优势。

第五章　慢性支气管炎患者这样做咳喘消·149

疾病三分治疗，七分调养，本章详细解答了慢性支气管炎患者在自我调养康复过程中经常遇到的问题，帮助您选择恰当的调养和康复手段，稳定病情，减缓复发，促进康复，延年长寿。

第一章 慢性支气管炎是这么回事

什么是慢性支气管炎？怎样预防慢性支气管炎？由于缺乏医学知识，人们对慢性支气管炎的疑问实在太多了，然而在看病时，由于时间所限，医生与患者的沟通存在着诸多的障碍，患者常常有太多问题还来不及问，医生也有很多来不及说的事。本章讲解了慢性支气管炎是什么、怎样预防等慢性支气管炎的基础知识，告诉您慢性支气管炎是怎么回事，相信对您了解慢性支气管炎有所帮助。

一、什么是慢性支气管炎?

咨询:我今年 43 岁,是个农民,有近 5 年的烟龄,最近一段时间时常咳嗽、咳痰,有时还气喘,昨天到村卫生室咨询,医生说可能是患了慢性支气管炎,让我去县医院做进一步检查治疗,我知道很多人患有慢性支气管炎,麻烦您给我介绍一下**什么是慢性支气管炎?**

解答:医生让您做进一步检查治疗很有必要,像您这样吸烟较多,出现咳嗽、咳痰、气喘的人,不仅要考虑慢性支气管炎,还应排除肺结核、肺气肿、肺癌等疾病,注意检查胸部 X 线摄片、胸部 CT 等。

提起慢性支气管炎,大家都不会陌生,因为慢性支气管炎是呼吸系统的一种常见病、多发病。慢性支气管炎简称"慢支",是指由于感染和非感染因素引起的气管、支气管黏膜及其周围组织的慢性非特异性炎症。

慢性支气管炎的病因至今尚未完全明了,病理变化也较复杂,其发病通常认为与感染、吸烟、空气污染、寒冷、过敏以及自主神经功能失调、免疫功能低下等有关。慢性支气管炎以咳嗽、咳痰或伴有喘息及反复发作的慢性过程为特征,严重时可并发慢性阻塞性肺气肿甚至慢性肺源性心脏病。

据调查显示,我国人口中慢性支气管炎患病率为 2.5% ~ 9.0%,且随着年龄的增长慢性支气管炎的患病率有逐渐递增之势,50 岁以上中老年人发病率高达 15% 以上,因此常将慢性支气管炎称为"老慢支"。慢性支气管炎患病率,北方高于南方,农村高于城市,山区高于平原,工矿地区因污染严重患病率也较高,吸烟者患病率远高于不吸烟者,男性患病率也多于女性。

慢性支气管炎初期症状轻浅而不易引起重视,待病变持续进展并发展成为慢性阻塞性肺气肿甚至慢性肺源性心脏病时,治疗效果往往欠佳,严重危害着人们的健康,因此积极开展对慢性支气管炎的预防和早期治疗具有重要的意义。戒除烟酒,加强体育锻炼,提高机体免疫能力,积极预防和治疗感冒,消除对呼吸道的刺激等,可减少慢性支气管炎的发生。

二、引发慢性支气管炎的外在因素有哪些?

咨询:我在造纸厂工作,最近时常咳嗽、咳吐白黏痰,每于晚上或受凉时加重,经检查诊断为慢性支气管炎,听说引发慢性支气管炎的原因有外因和内因两个方面,有相当一部分慢性支气管炎是外在因素引起的,我想咨询的是**引发慢性支气管炎的外在因素有哪些?**

解答:引发慢性支气管炎的原因复杂多样,但总可归为外因和内因两个方面。就引发慢性支气管炎的外在因素来讲,主要包括感染因素、理化因素、过敏因素及气候变化、吸烟等。

1. 感染因素

感染是慢性支气管炎发生、发展的一个重要因素,主要是病毒、细菌和支原体感染。病毒以流感病毒、鼻病毒、黏液病毒、腺病毒和呼吸道合胞病毒为多见,一般认为病毒感染先造成呼吸黏膜上皮损伤,有利于细菌的继发感染,最终引起炎症的发生。从患者痰中培养出的细菌,以流感嗜血杆菌、肺炎双球菌、甲型链球菌及奈瑟氏球菌为多见。肺炎支原体与慢性支气管炎发病的直接关系,目前尚不清楚。

2. 理化因素

如刺激性烟雾、粉尘、空气污染(如二氧化硫、二氧化氮、氯气、臭氧等)的慢性刺激,常为慢性支气管炎的主要病因之一。接触工业刺激性粉尘和有害气体的工人,慢性支气管炎患病率远高于不接触者。因这些物质皆可损害呼吸道黏膜,使其发生水肿,上皮细胞损伤脱落,导致呼吸道的防御能力降低,从而易于引起慢性炎症。

3. 过敏因素

慢性支气管炎和人体的过敏有一定关系。有实验证明,慢性支气管炎患者存在着对各种细菌的过敏状态,各种细菌可以在不同程度上成为速发型和迟发型变态反应的变应原,尤其是喘息型慢性支气管炎患者,有过敏史者较多,痰中嗜酸性粒细胞一般较高,痰中组胺含量也较正常人为高。据推测,一部分患者的发病与变态反应有关。

4. 气候变化

寒冷常为慢性支气管炎发作的重要原因和诱因,慢性支气管炎发病及急性加重常见于冬季寒冷季节,尤其是在气候突然变化时。寒冷空气刺激呼吸道,除减弱上呼吸道黏膜的防御能力外,还能通过反射引起支气管平滑肌收缩、黏膜血液循环障碍和分泌物排出困难等,有利于继发感染。

5. 吸烟

吸烟与慢性支气管炎发生有密切关系,吸烟时间越长,吸烟量越大,患病率也越高,戒烟后可使慢性支气管炎患者的自觉症状减轻或消失,病情缓解。据统计,吸烟者的慢性支气管炎患病率是不吸烟者 2～8 倍。长期吸烟刺激呼吸道黏膜,引起支气管痉挛、黏膜变硬、纤毛运动降低、黏液分泌增多等改变,造成呼吸道的防御能力降低,从而易于发病。

三、引发慢性支气管炎的内在因素有哪些?

咨询:我最近时常咳嗽、咳痰,经检查诊断为慢性支气管炎,自从患病以后,我特别关注有关慢性支气管炎的防治知识,听说引发慢性支气管炎的原因复杂多样,不仅有吸烟、气候变化等外在因素,还有内在因素,请您告诉我**引发慢性支气管炎的内在因素有哪些?**

解答:的确,引发慢性支气管炎的原因复杂多样,不仅有吸烟、气候变化等外在因素,还有内在因素。引发慢性支气管炎的内在因素主要包括呼吸道防御及免疫功能减弱以及自主神经功能失调两个方面。

1. 呼吸道防御及免疫功能减弱

正常人呼吸道具有完善的防御功能,对吸入空气具有过滤、加温和湿润的作用;气管、支气管黏膜的黏液纤毛运动,以及咳嗽反射等,能净化或排出呼吸道中的异物和过多的分泌物;细支气管和肺泡中的巨噬细胞能吞噬和消灭入侵的细菌,呼吸道的分泌物中还存在免疫球蛋白(IgA),有抗病毒和细菌作用。因此,在正常情况下,下呼吸道始终保持无菌状态。全身或呼吸道的防御及免疫功能减弱,可为慢性支气管炎提供发病的内在条件。老年人常因呼吸道的免疫功能减弱,免疫球蛋白减少,组织退行性变,肾上腺皮质激素分泌减少,呼吸防御功能退化,单核吞噬细胞系统功能衰退等,致使患病率较高。

2. 自主神经功能失调

自主神经功能失调也是引发慢性支气管炎的因素之一,当呼吸道副交感神经反应增高时,对正常人不起作用的微弱刺激,也会引起支气管收缩痉挛、分泌物增多,从而产生咳嗽、咳痰、气喘等症状。

通常认为,在机体抵抗力减弱(内因)的基础上,有一种或多种外因的存在,长期反复相互作用,可发展成为慢性支气管炎。如长期吸烟损害呼吸道黏膜,加上微生物的反复感染,可发生慢性支气管炎,甚至发展成慢性阻塞性肺气肿或慢性肺源性心脏病。

四、吸烟与慢性支气管炎发病有关吗？

咨询：我今年 35 岁，是个农民，有近 4 年的烟龄，近段时间总是咳嗽，经检查诊断为慢性气管炎，医生说慢性支气管炎的发病与吸烟有关，让我戒烟，可我们村的张大爷，吸烟已近 30 年，身体很棒，并没有慢性支气管炎，请问**吸烟与慢性支气管炎发病有关吗？**

解答：医生让您戒烟是十分必要的。当我们拿起香烟时，会发现在烟盒上都印有"吸烟危害健康"的警告，吸烟的危害是人所共知的。吸烟与慢性支气管炎的发病确实密切相关，是慢性支气管炎最主要的致病因素之一。

吸烟者在慢性阻塞性肺疾病患者中占 70% ～90%，吸烟者的慢性支气管炎发病率是不吸烟者的 2～8 倍。每日平均吸烟支数越多，危险性越大，如每日吸烟 20～29 支和 30～39 支的人患慢性支气管炎的危险性分别为不吸烟者的 3.8 倍和 6.5 倍；吸烟年数增加，危险性亦加大，如吸烟 20～29 年和 30～39 年的人患慢性支气管炎的危险性分别为不吸烟者的 1.8 倍和 3.2 倍。

烟草中含有的尼古丁是使吸烟者成瘾的物质，吸烟的烟雾中可以分离出 3000～4000 种有害成分，主要为焦油、尼古丁、一氧化碳、一氧化氮、氰氢酸和丙烯醛等，其中氰氢酸、一氧化氮等与慢性支气管炎的发病有关。吸烟者比不吸烟者咳痰多，并随着吸烟时间及支数的增加而加重，在空气污染较重的情况下中度吸烟者发展成为严重支气管炎的概率更大，空气污染与吸烟有协同作用。

吸烟不仅是慢性支气管炎最主要的致病因素，也是造成肺气肿的一种主要危险因素，肺气肿的产生是由于弹性蛋白酶及其抑制剂之间的平衡失调，引起肺实质弹力网状结构的破坏所形成的病理改变，吸烟对肺气肿的影响主要为影响蛋白酶抑制剂的失活,增加弹性蛋白酶的释放,影响结缔组织的正常修复及正常合成,阻断弹性蛋白酶的交联过程而抑制肺弹性蛋白的修复。

值得提出的是,不论慢性支气管炎发展到什么阶段,戒烟以后症状均能得到减轻。广泛宣传吸烟的危害,提倡戒烟,对于防治慢性支气管炎、慢性阻塞性肺气肿等有非常重要的意义。

大部分的慢性支气管炎患者、绝大多数的慢性阻塞性肺气肿患者都有吸烟史或仍是吸烟者,但也有少数患者从未吸烟也患了慢性支气管炎或阻塞性肺气肿,说明吸烟是慢性支气管炎发生的非常重要的因素,但不是唯一的因素。

五、空气污染与慢性支气管炎有什么关系?

咨询:我是交通警察,平时并不吸烟,不知为什么也患了慢性支气管炎,医生说我患慢性支气管炎,是因为整天在街头指挥交通,与空气污染有关,我知道吸烟会引发慢性支气管炎,真不知道空气污染也会引起慢性支气管炎,请问**空气污染与慢性支气管炎有什么关系?**

解答:这里首先告诉您,空气污染与慢性支气管炎有着密切的关系,空气污染确实容易引发慢性支气管炎。

人类生活在一定的环境之中,环境的好坏直接影响着人体的健康。空气是人类生存的重要环境之一,空气的正常成分是保持人体正常功能和保证健康的必要条件。自然状态下的空气是一种清洁的无色、无味的混合气体,主要含有氮(78%)、氧(21%)、氩(0.94%)、二氧化碳(0.03%)等。空气污染是指在空气的正常成分之外又增加了新的成分,或原有成分量的改变超过了环境所能允许的极限,从而使空气质量恶化,对人类的健康、生活、工作及动植物的生长等造成直接或间接的危害。

人类的生活和生产活动中排放的各种气体、烟雾和灰尘均可使空气遭到污染,可以说在环境污染中空气污染当推为首害。空气污染物种类很多,其中主要有粉尘、二氧化硫、氮氧化物、一氧化碳、烃类等。空气污染物进入人体后,可对人体的呼吸道、神经系统、造血器官等产生毒性作用,由于呼吸道黏膜与空气接触的机会最多,空气污染对机体的危害也以呼吸道最为显著。有人把由空气污染所引起的一系列呼吸系统疾病称为"环境性肺病",空气污染是导致急性和慢性支气管炎的原因之一。

1. 烟尘

烟尘是空气污染的主要成分,根据烟尘颗粒大小不同,影响也不一样,直径大于 10 微米的烟尘称为降尘,由于重力因素排入空气后很快降落,不易被人体吸入,因此危害较小。直径小于 10 微米的烟尘称为飘尘,能在空气中长期飘浮,距离可达数千米至数万米,使得空气中蓄积的污染加重,并吸附于有毒气体被人体吸入造成危害。直径小于 5 微米的飘尘对人体损害是最严重的,可进入细支气管和肺泡。飘尘滞留在气管、支气管时,可与进入人体的有害气体联合作用于机体,对黏膜产生刺激和腐蚀,引起炎症和增加气道阻力,导致慢性支气管炎的发生。滞留在细支气管和肺泡部位的飘尘与二氧化氮等产生协同作用,损伤肺泡与支气管黏膜,引起支气管炎和肺炎。

2. 二氧化硫

二氧化硫是一种窒息性气体,产生于石油化工厂、发电厂、染料厂等。由于二氧化硫易溶于水,吸入时易被呼吸道黏膜表面的黏液吸收,引起急性支气管炎,极高浓度时可发生声门水肿或肺水肿,长期吸入微量的二氧化硫可引起慢性支气管炎。由于呼吸道阻力增大和呼吸道炎症所致的通气障碍以及肺泡本身受到二氧化硫破坏,还可导致肺气肿发生。

3. 氮氧化物

氮氧化物主要来源于氮肥厂、染料厂、合成纤维厂和汽车废气等,造成空气污染的主要成分为二氧化氮。二氧化氮的毒性较大,对呼吸器官有刺激作用,由于较难溶于水,因而能侵入呼吸道深部,造成支气管和肺泡的损害。空气中的二氧化氮和烃类,在特殊的气候和地理条件下,受太阳紫外线作用,发生光化学反应,产生一种有刺激性的烟雾,也与急性或慢性支气管炎的发病有关。

随着工业化的迅速发展和汽车的日渐增多,工厂废气和汽车尾气等对环境的污染日显突出,空气污染已成为当今世界范围内的一个严重的环境卫生问题,空气污染对人类的危害越来越被受到人们的关注,我们必须增强环保意识,注意保护环境,尽可能避免或减轻环境污染对人类健康造成的危害。

六、气候变化与慢性支气管炎有什么关系?

咨询:我是个农民,患有慢性支气管炎,通常是在天气突变、受寒着凉时复发或加重,问了几位慢性支气管炎病友,都存在这种情况,村卫生室医生说慢性支气管炎与气候变化有密切的关系,至于怎么密切他没有讲清楚,请问**气候变化与慢性支气管炎有什么关系?**

解答:村卫生室医生说的没错,慢性支气管炎确实与气候变化有密切的关系。《素问·四气调神大论》中指出:"阴阳四时者,万物之终始也,死生之本也,逆之则灾害生,从之则苛疾不起,是谓道也"。人与自然界息息相关,人与自然界是一个动态变化的整体,自然界的运动变化影响着人体的生理、病理状态。这就要求人们必须适应自然的变化规律才能保持健康,否则就会发发多种疾病。不同季节气候对慢性支气管炎有着不同的影响,寒冷常为慢性支气管炎发病的重要原因和诱因,慢性支气管炎发病及急性加重常见于冬季寒冷季节,尤其是在气候突然变化时。

国内许多不同气候条件的地区调查表明,平均气温、气温日较差、日变差等气象指标与慢性支气管炎的发生和加重有密切关系,尤其是寒冷的刺激对慢性支气管炎影响最大。我国北方气候寒冷,发病率明显高于南方。一般认为慢性支气管炎的发病高峰在秋末冬初,在隆冬季节发病者反而减少,但到下一年的3月又出现一次发病高峰,这是由于秋末冬初天气变化比较急剧,而隆冬时节气温变化相对稳定的缘故。寒冷,尤其是气温骤然降低时可使呼吸道黏膜小血管缺血、痉挛、血液循环障碍,使呼吸道防御功能降低,同时使气道黏膜上皮的纤毛变短、粘连、倒伏、脱落,纤毛运动功能障碍,净化清扫作用减低,有利于病毒、细菌的停留、入侵和繁殖,从而加重了病情。另外寒冷亦可引起支气管平滑肌收缩,使吸入的气体湿化不足,使痰液黏稠不易咳出,导致气道不畅,因而更易反复感染,导致慢性炎症。尤其是年老体弱的慢性支气管炎患者,对寒冷的刺激更为敏感,故应随时注意观察天气变化,做好生活调护,防止疾病复发或加重。

七、慢性支气管炎的易患因素有哪些?

咨询:我今年58岁,在养殖场工作,每天吸烟5~7支,已有近10年的烟龄,最近时常咳嗽、咳痰,经检查诊断为慢性支气管炎,医生说引发慢性支气管炎的原因复杂多样,除吸烟、空气污染外,还有很多易患因素,我要问的是**慢性支气管炎的易患因素有哪些?**

解答:的确,引发慢性支气管炎的原因复杂多样,除吸烟、大气污染外,还有很多易患因素。通常认为,年龄、气象条件、营养条件以及居住条件都是慢性支气管炎的易患因素。

1. 年龄

随着年龄的增长,机体与致病因子(如吸烟、微生物感染和空气污染物)的接触时间也越长,年龄越大,肺功能越日益减退,气管、支气管、细支气管等呼吸道的防御功能也逐渐减弱,机体对微生物的免疫力也日渐降低,发生慢性支气管炎的可能性明显增高。全国慢性支气管炎普查证明,随着年龄的增长,慢性支气管炎的患病率逐渐增高,14 岁及以上人群的慢性支气管炎平均病率是 3%～5%,而 50 岁以上人群可达 15% 左右。

2. 气象条件

气温越低,慢性支气管炎的患病率越高。每年 10 月后到次年 3 月气温最低,患急性支气管炎或慢性支气管炎急性发作的可能也越大。北方天气比南方寒冷,所以北方地区慢性支气管炎的患病率也比南方明显要高。昼夜温差越大,慢性支气管炎的发病率也越高。取暖条件差或无取暖条件者,由于防寒保暖措施不到位,也容易患慢性支气管炎。

3. 营养条件

营养条件差,蛋白质(肉、蛋、鱼、豆制品)摄入不足,使血液中的蛋白质含量低,结果造成抵抗微生物的抗体形成少,对微生物抵抗能力低,也就是说免疫力降低,则容易感冒出现急性支气管炎、慢性支气管炎。缺乏维生素,特别是缺乏维生素 A 及维生素 D,使呼吸道抵抗力低,也容易患急慢性支气管炎。所以慢性支气管炎的发病,发展中国家要比发达国家高。

4. 居住条件

居室拥挤,开窗通风少的居民,慢性支气管炎的患病率较高。因为如果同一房间内的一个人患了感冒、上呼吸道感染或慢性支气管炎急性发作、肺炎,患者在咳嗽时,致病微生物可通过飞沫污染空气,传染给周围的人,这是居室拥挤、开窗通气较少的居民易患慢性支气管炎的原因。

八、哪些职业易患慢性支气管炎？

咨询：我朋友刘某，从事室内装修工作已多年，患有慢性支气管炎，时常咳嗽、咳痰，我是煤矿工人，从事井下采煤工作，不吸烟，也不饮酒，前段时间也查出患有慢性支气管炎，听说有一些职业就容易罹患慢性支气管炎，我想了解一下**哪些职业易患慢性支气管炎？**

解答：确实有一些职业，比如装修工人、采矿工人等，容易患慢性支气管炎。发表在《美国呼吸道与危重症监护医学杂志》上的一项调查研究表明，在接触粉尘的职业中，其慢性支气管炎的患病率高于正常人群，即从事经常接触粉尘（矿工等）、烟雾（锅炉工等），以及二氧化硫、二氧化氮、硫酸、甲醛、氯气等有害气体的职业者，容易患慢性支气管炎。

这些物质可以影响人体或呼吸道局部的正常生理功能，破坏纤毛上皮，降低支气管排除废物的功能，刺激黏液的分泌，给病毒、细菌的感染创造条件。若是已经患了慢性支气管炎的人，在这些物质的不断刺激下，容易加速病情的演变，引起毛细支气管炎症，管腔狭窄或阻塞，从而发展为阻塞性肺疾病。

西班牙巴塞罗那医学院的一位博士领导的国际性科研小组选取 14 个国家的 20 ~ 44 岁成年人 13000 多例作为研究对象，对其职业中所接触的不同物质与肺健康水平的关系进行了研究。结果发现在未患哮喘、从不吸烟或已戒烟的被调查者中，1% ~ 3% 发生慢性支气管炎，而吸烟者为 5% ~ 9%。无论吸烟与否，农民的慢性支气管炎发生率显著增高。对于从事纺织、木材、食品、造纸及化工相关工作的工作人员，其慢性支气管炎风险也出现增高，尤其是对于吸烟者。

该博士称，尚未发现支气管炎对受试者的肺功能产生影响，推测原因可能在于受试者相对年轻和接触刺激物的时间较短。目前研究人员正在进行随访研究,以观察慢性支气管炎患者的气流变化是否会随年龄增长而变化。

九、为什么慢性支气管炎患病率北方比南方高?

咨询:我今年56岁,生活在豫南农村,从事粮油加工工作,患慢性支气管炎已3年,自从患病后我比较关注慢性支气管炎的防治知识,今天从报纸上看到慢性支气管炎患病率北方比南方高,我是将信将疑,我要咨询的是**为什么慢性支气管炎患病率北方比南方高?**

解答:这里首先告诉您,慢性支气管炎的患病率确实是北方比南方要高。您想了解为什么慢性支气管炎患病率北方比南方高,下面给您简单解释一下,希望您能明白。

正常人的呼吸道有完整的防御功能,因此通过上呼吸道对空气的过滤加温和湿润,使吸入的空气适合人体内环境的需要。即使有漏网进入呼吸道的异物或细菌,也可以通过黏液纤毛系统的机械运动运送到咽喉部,再通过咽部、会厌、声带的敏锐咳嗽防御反射,将细菌、异物排出体外。加上呼吸道黏膜上皮不断分泌免疫球蛋白A(IgA)、溶媒以及呼吸道组织中吞噬细胞的吞噬作用,一般情况下呼吸道内是清洁无菌的。

我们知道,寒冷是支气管发病的重要诱因之一,由于北方冬季气候寒冷、干燥,寒冷干燥的空气不断刺激支气管黏膜,使支气管平滑肌痉挛,并且黏液分泌物增加,导致气道阻力增加,使分泌物排出困难,呼吸道的防御功能遭到破坏,降低了呼吸道的抵抗力,为病毒、细菌的侵入、感染创造了条件,导致气管反复感染,最终发展为慢性支气管炎。另外,北方冬季取暖,常在室内生火,烟雾的滞留不断破坏呼吸道黏膜,也是诱发支气管炎的重要原因之一。而南方,气候温暖、湿润,有的地方四季如春,气候宜人,没有寒冷干燥空气对支气管的不良刺激,也没有室内烟雾滞留对支气管造成的不良影响,所以南方慢性支气管炎的患病率要比北方低得多。

十、慢性支气管炎好发于哪个年龄段和季节?

咨询:我们单位的老张,今年59岁,吸烟较多,前段时间因慢性支气管炎合并肺心症去世了,我今年56岁,并不吸烟,也查出患有慢性支气管炎,听说慢性支气管炎不仅与吸烟有关,还有好发的年龄段和季节,我想知道**慢性支气管炎好发于哪个年龄段和季节?**

解答:慢性支气管炎是以咳嗽、咳痰或伴有喘息及反复发作的慢性过程为特征的一种临床常见病,严重时可并发慢性阻塞性肺气肿甚至慢性肺源性心脏病。慢性支气管炎确实有好发的年龄段和季节,慢性支气管炎好发于中老年人群,其中尤以老年人多见,据调查,我国人口中慢性支气管炎患病率为 2.5% ~ 9.0%,随着年龄的增长慢性支气管炎的患病率有逐渐递增之势,50岁以上者可达 15% 左右,因此常将慢性支气管炎称为"老慢支"。

一般认为,慢性支气管炎的发病高峰在秋末冬初,隆冬季节发病者反而减少,但到来年3月份又出现发病高峰,这种现象与气温季节变化关系密切。秋末冬初气温变化较急剧,而隆冬时节气温变化相对稳定。有关研究表明,慢性支气管炎与气候的关系有以下特点:

(1)每年1月及10~12月为慢性支气管炎发病的高峰阶段,这4个月患病人数占全年的60%以上;5~7月为慢性支气管炎发病的低谷阶段,这3个月患病人数仅占全年的5.3%左右。

(2)患病率一般冬季高、夏季低,但如果夏季为异常高温少雨的干热气候,可造成较高的患病率。

(3)冬季如果寒冷少雪,患病率一般在冬季和早春保持较高水平,但如果冬季多雪,由于降雪对空气有直接的过滤、净化作用,积雪又能强烈地反射紫外线,增强日光的杀菌能力,使空气的绝对温度上升,因此雪后慢性支气管炎的患病率反会显著下降。

十一、经常咳嗽就是慢性支气管炎吗?

咨询:我今年 57 岁,患慢性支气管炎已多年,经常咳嗽,我们单位的李师傅,患有慢性支气管炎,主要表现也是经常咳嗽,我朋友老孙,最近一段时间时常咳嗽,经检查也说是慢性支气管炎,似乎经常咳嗽就是慢性支气管炎,请问**经常咳嗽就是慢性支气管炎吗?**

解答:这里首先告诉您,经常咳嗽并不一定就是慢性支气管炎。咳嗽是慢性支气管炎最突出的症状,一旦某个人出现咳嗽并迁延难愈,往往首先想到的就是是否患了慢性支气管炎,其实这种看法是不够全面的,咳嗽并非慢性支气管炎所独有。

咳嗽是一种保护性反射动作,呼吸道内的病理分泌物和从外界进入呼吸道内的异物都需要通过咳嗽反射排出体外,引起咳嗽的原因多种多样,经常咳嗽并不一定就是慢性支气管炎。将引起咳嗽的原因归纳起来,主要有以下几种。

(1)呼吸系统疾病:呼吸道各部位,如咽、喉、气管、支气管,发生病变,或受到有害气体及异物、炎症、肿瘤、出血等的刺激,均可引起咳嗽。

(2)胸膜疾病:胸膜疾病如胸膜炎、自我性气胸等,均可引起咳嗽。

(3)心脏疾病:心脏疾病,如风湿性心脏病引起的左心功能不全、肺水肿等,均可引起咳嗽。

(4)中枢因素:咳嗽可由大脑皮质发出冲动传至延髓咳嗽中枢形成,人可随意引起咳嗽反射或抑制咳嗽反射。如三叉神经分布的鼻黏膜等部位受到刺激时,可反射性引起咳嗽。发生脑炎、脑膜炎时也可出现咳嗽。

咳嗽无痰或痰量甚少者为干咳,可见于急性咽喉炎、急性支气管炎等;咳嗽伴有痰者为湿性咳嗽,常见于慢性支气管炎、支气管扩张等。慢性支气管炎咳嗽的严重程度与支气管黏膜炎症的轻重及痰量的多少有关,一般是晨间起床后咳嗽较多,白天较少,临睡前有阵咳或排痰,痰量以清晨为多。根据咳嗽的特点、咳痰的量与性状,并结合有无发热、气急等,可对疾病做初步的判断。

十二、慢性支气管炎有哪些常见并发症？

咨询:我今年 64 岁,是退休干部,最近一段时间时常咳嗽、咳痰,有时还气喘,今天到县医院就诊,经检查确诊为慢性支气管炎,医生说要抓紧治疗,若不及时治疗,病情迁延反复,日久不愈,可引起很多并发症,我想了解一下**慢性支气管炎有哪些常见并发症?**

解答:的确,慢性支气管炎迁延反复,日久不愈,可引起很多并发症。将慢性支气管炎常见的并发症归纳起来,主要有慢性阻塞性肺气肿、支气管扩张、支气管肺炎、自发性气胸、慢性肺源性心脏病等。

1. 慢性阻塞性肺气肿

慢性支气管炎为慢性阻塞性肺气肿的基础疾病,而慢性阻塞肺气肿为慢性支气管炎的最常见并发症,二者关系密切。由于慢性支气管炎患者会产生肺泡壁纤维组织弥漫性增生,加上支气管管腔狭窄和痰液阻塞,令呼气不畅,故可发生慢性阻塞性肺气肿。肺气肿一旦形成,它的病理改变是不可逆的,难以修复,临床表现为劳累后呼吸困难,休息后减轻或缓解,体征有胸廓呈桶状,前后径增宽,呼气延长,肺功能检查为阻塞性通气障碍。

2. 支气管扩张

慢性支气管炎反复发作,可使支气管黏膜充血、水肿、形成溃疡,管壁纤维组织增生,管腔或多或少会产生变形,从而并发支气管扩张。慢性支气管炎形成支气管扩张的主要因素为支气管感染和支气管阻塞,两者相互影响。临床表现为慢性咳嗽,咳大量脓痰或咯血,肺部 X 线检查显示不规则环状透光阴影呈蜂窝状,甚至有液平面,早期则仅表现为肺纹理增粗。

3. 支气管肺炎

慢性支气管炎蔓延至支气管周围肺组织中时,可并发支气管肺炎。致病菌可为肺炎球菌、葡萄球菌、腺病毒、流感病毒以及肺炎支原体等,患者可有寒战、发热、咳嗽加剧、痰量增多且呈脓性等症状。化验检查白细胞总数及中性粒细胞增多,X 线检查两下肺野有斑点状或小片状阴影。

4. 自发性气胸

慢性支气管炎合并肺气肿后易发生自发性气胸,多为胸膜下肺大泡破裂所致。患者有突然加剧的呼吸困难,伴明显胸痛、发绀。听诊肺部呼吸音减弱或消失,叩诊呈鼓音,应考虑气胸存在,X 线检查可明显诊断。

5. 慢性肺源性心脏病

慢性支气管炎迁延反复,日久不愈,易出现慢性阻塞性肺气肿,慢性阻塞性肺气肿进一步发展则可出现慢性肺源性心脏病。长期反复发作的慢性支气管炎及周围炎累及邻近肺小动脉,以及缺氧、二氧化碳潴留等因素引起肺血管收缩,肺循环阻力增加导致肺动脉高压,进而引起右心室肥厚扩大甚至右心衰竭,即肺源性心脏病。慢性肺源性心脏病缓解期表现为慢性咳嗽、咳痰、喘息,急性加重期可出现呼吸衰竭或心力衰竭的表现,或二者兼有。尚可并发肺性脑病、酸碱失衡、电解质紊乱、心律失常、休克、消化道出血、弥散性血管内凝血等。X

线及心电图检查均显示右心增大的表现。

十三、感冒与慢性支气管炎有什么关系？

咨询：我是个农民，患慢性支气管炎已多年，自从患病后，时常感冒，每次感冒又导致慢性支气管炎复发或加重，似乎感冒与慢性支气管炎有密切的关系，咨询村卫生室的医生，也说感冒与慢性支气管炎有一定的关系，我要问的是**感冒与慢性支气管炎有什么关系？**

解答：感冒与慢性支气管炎确实有密切的关系。感冒是一种常见的上呼吸道感染性疾病，其发病无年龄、性别、职业和地区差异，一年四季均可发生，但以冬季、春季多见，尤其多发于气温突变、寒暖失常之时。常见的病原体为病毒，少数为细菌。感冒一般病情较轻，病程较短，预后良好，算不上疑难病症，但由于发病率高，若失于治疗，可诱发鼻窦炎、中耳炎、气管炎、肺炎、心肌炎、支气管哮喘等多种疾病，并可使机体原有的痼疾加重，不仅影响工作生活，还严重危害到身体的健康，所以不能忽视对感冒的防治。

有关调查资料表明，慢性支气管炎的起病、加重和复发与感冒有着密切的关系。慢性支气管炎首次发病时，有感冒史者占56.4%，因感冒引起慢性支气管炎急性发作者占65.4%。上呼吸道就好像个呼吸系统的一道大门，鼻腔是防御功能中的第一道屏障，它可以将体外吸入的空气调节到对人体适合的湿度和温度，鼻毛可以过滤空气中吸入的尘埃，鼻腔分泌物中含有的免疫球蛋白A有局部免疫作用，在鼻咽部周围分布的腺体、扁桃腺可使空气中吸入的微尘沉积下来，上呼吸道被病毒感染发生感冒时可以影响其防御功能发生支气管炎。因此感冒是引起急性支气管炎和慢性支气管炎复发和加重的常见诱因，预防感冒对防治急、慢性支气管炎有重要意义。

十四、慢性支气管炎为什么夜间咳嗽厉害?

咨询:我今年56岁,生活在农村,最近一段时间时常咳嗽,通常是夜里咳嗽明显加重,让人难以入睡,经检查诊断为慢性支气管炎,问了我们村几位慢性支气管炎老病号,也都说是夜里咳嗽厉害,我想不通**慢性支气管炎为什么夜间咳嗽厉害?** 麻烦您给我解答一下。

解答:这里首先告诉您,慢性支气管炎确实是夜间咳嗽厉害,其夜间咳嗽厉害的原因比较复杂,下面简单给您解答一下,希望对您有所帮助。

慢性支气管炎的病因及病理直到现在还没有完全清楚,国内外调理研究认为,慢性支气管炎是多种因素长期相互作用的结果。由于细菌和病毒的反复感染,粉尘、大气污染、长期吸烟的慢性刺激,气候寒冷、过敏因素,以及机体抵抗力减弱、呼吸系统防御功能减弱等,都是导致慢性支气管炎的病因之一。因此,引起慢性支气管炎咳嗽增多、加重的原因也十分复杂。咳嗽是一种反射性的防御动作,当呼吸道黏膜发生炎症、瘀血、物理、化学或过敏等刺激,呼吸道内分泌物增多时,可导致咳嗽。我们知道,支配肺部的神经主要为迷走神经和交感神经,夜间睡眠时,迷走神经处于兴奋状态,可引起腺体分泌物增多,并使支气管平滑肌收缩,致使支气管阻力增加,就会发生气喘、呼吸困难及频繁的咳嗽。如果感染严重,分泌物会更加增多,咳嗽会加剧,甚至不能平卧。

另外,有许多老年人慢性支气管炎,多伴有肺心病、冠心病,心功能不全,由于心功能下降,夜间平卧时间长,肺瘀血会更加严重,气道分泌物会更多,支气管痉挛,也是夜间咳嗽加剧的重要原因之一。

十五、慢性支气管炎患者为什么会出现缺氧?

咨询:我是慢性支气管炎老病号,时常咳嗽、咳痰,每于受寒着凉时加重,最近不仅咳嗽、咳痰,还感到心慌、呼吸困难,今天到医院就诊,医生说是慢性支气管炎病情加重了,是缺氧的表现,我是第一次听说缺氧,我想知道**慢性支气管炎患者为什么会出现缺氧?**

解答:您患有慢性支气管炎,最近不仅咳嗽、咳痰,还感到心慌、呼吸困难,确实是缺氧的表现。肺是气体交换的器官,慢性支气管炎反复发作,病情进展到一定程度,会出现气体交换异常,导致缺氧。慢性支气管炎患者出现缺氧的原因主要有肺泡通气不足和通气/血流比例失调两个方面。

(1)肺泡通气不足:支气管黏膜充血、水肿,痰液阻塞管腔,潮气量减低,导致总的肺泡通气量不足;

(2)通气/血流比例失调:由于肺泡与毛细血管床的大量破坏,引起通气/血流比例失调,当比值 >1 时,形成无效腔,比值 <1 时,又会发生肺内动静脉分流,二者均可引起缺氧。此外膈肌疲劳时,亦难以维持必要的肺泡通气量,肺泡通气量不足引起缺氧和(或)二氧化碳潴留。

临床上常常将缺氧分为轻、中和重三度。动脉血氧分压在 80~60 毫米汞柱为轻度,动脉血氧分压在 60~40 毫米汞柱为中度,低于 40 毫米汞柱为重度,血氧分压低于 60 毫米汞柱为呼吸衰竭的指标。轻度缺氧时患者可有乏力,注意力不集中,智力减退,心率加快等症状。缺氧严重时患者可出现呼吸困难,口唇、指甲发绀,血压上升,腹胀厌食,少尿,烦躁或嗜睡甚至昏睡、昏迷等。临床上通过检测动脉血气分析来判断氧分压和高低缺氧的轻重。

慢性支气管炎出现低氧血症,并非全部需要吸氧。如动脉血氧分压在 60 毫米汞柱以上,其动脉血氧饱和度大于 90% 以上,则能够达到组织利用氧,不用吸氧。低氧血症患者多数伴有二氧化碳潴留,应给予持续、低浓度氧疗,使血氧饱和度达 90%,除吸氧外,应同时祛痰、平喘,通畅呼吸道,改善肺泡通气,并给予其他相应的治疗。

十六、慢性支气管炎患者如何预防感冒？

咨询：我患慢性支气管炎已近 5 年，自从患慢性支气管炎后，感冒的次数明显增多了，我切身感受到感冒致使慢性支气管炎急性发作、病情加重，也很想采取一些措施预防感冒，就是不得方法，今天特地咨询您，请您给我介绍一下**慢性支气管炎患者如何预防感冒？**

解答：感冒既是慢性支气管炎的重要致病因素，也是慢性支气管炎病情反复和加重的重要诱因，积极预防感冒对慢性支气管炎患者来说无疑是十分重要的。慢性支气管炎预防感冒，应从以下几个方面入手。

1. 戒除吸烟

吸烟有害健康，吸烟的烟雾可直接刺激上呼吸道黏膜，从而加重炎症反应，烟雾也可减缓鼻黏膜的纤毛蠕动速度及改变鼻黏液浓度，同时吸入体内的烟雾还会降低白细胞的活动能力，上述因素都易于使感冒病毒侵入而发生感冒。吸烟是慢性支气管炎治疗康复的一大障碍，慢性支气管炎患者一定要戒烟。

2. 坚持锻炼

坚持运动锻炼，尤其锻炼呼吸功能，也是增强体质，预防感冒的可靠方法。锻炼呼吸功能的具体方法是缓慢地深吸气，然后缩唇成吹口哨状，让气从口慢慢呼出，吸气与呼气的时间之比为 1:2，每日早、中、晚各做 1 回呼吸操（见第五章相关小节），每回重复 20 ~ 30 次。同时还可从夏季开始进行御寒锻炼，即用冷水洗脸，经过秋季，直到冬季，通过对鼻黏膜的反复刺激，以增强其抗寒能力，减少冬季感冒病毒的侵入。

3. 起居规律

保持有规律的生活起居是提高机体免疫功能的有效方法。慢性支气管炎患者应劳逸结合,避免过度劳累,按时休息,保证充足的睡眠,坚持睡前用热水洗脚,并按摩涌泉穴,起床后进行适度的体育活动,养成定时开窗通风的习惯,保持室内空气流通、清洁。

4. 合理营养

注意饮食调理,食用富含蛋白质、维生素且易于消化吸收的食物,也可在医生的指导下用药膳进行调理,以增强体质,改善呼吸功能,预防减少感冒的发生。

5. 自我按摩

自我按摩对防治感冒大有好处,慢性支气管炎可采用自我按摩的方法预防感冒。方法是按摩面部迎香穴(在鼻翼外缘中点旁开,鼻唇沟中取穴)上,两手食指先在两侧鼻翼上下摩擦 40 次,然后在迎香穴由外向里旋转按揉 20 次。在鼻翼上摩擦能加快鼻部血液循环,尤其是感冒初期时有良好的治疗作用,按摩迎香穴可起到疏经活血、清火散风、健鼻通窍之功效。

6. 预防传染

在感冒流行季节或感冒多发时期,老年慢性支气管炎患者最好不要到人多的公共场所,如车站、商场、集市,最好待在家中,室内可用食醋熏蒸,以避开传染源,预防传染,防止感冒发生。同时还可应用一些中药和预防流感的疫苗等,以预防传染和感冒发生。

十七、怎样防止慢性支气管炎患者病情进展？

咨询:我患有慢性支气管炎,听说慢性支气管炎初期症状较轻,常不易引起人们的重视,但随着病情的持续进展,可演变成阻塞性肺气肿、肺源性心脏病,严重危害着人们的健康,我担心我的病情会不断进展,麻烦您给我讲一讲**怎样**

防止慢性支气管炎患者病情进展?

解答:的确像您听说的那样,慢性支气管炎初期症状较轻,常不易引起人们的重视,但随着病情的持续进展,可演变成阻塞性肺气肿、肺源性心脏病,使治疗变得困难,严重危害着人们的健康,影响着人们的生活质量。因此,防止慢性支气管炎患者病情进展是应当给予高度重视的问题。

要防止或延缓慢性支气管炎患者病情进展,必须采取切实可行的措施,增强患者的体质,提高机体抗病能力,积极治疗呼吸道炎症,保持呼吸道通畅,祛除致使病情加重或反复的各种诱因,具体来说应采取以下措施。

1. 戒除吸烟

慢性支气管炎与吸烟的关系十分密切,应尽一切努力劝说慢性支气管炎患者戒除吸烟。戒烟后咳嗽、咳痰症状会有很大程度的好转,对肺功能已有损害的患者也可明显延缓其病程继续发展。戒烟不受年龄和病程的限制,戒烟越早,受益越大,效果越好。戒烟后患者症状及肺功能的改善,能明显提高其生活质量,延长生存期。

2. 充分清除呼吸道分泌物

清除呼吸道分泌物的目的是为了保持呼吸道通畅。一般可用体位引流,用手拍打震动胸部以松动支气管内分泌物来促进排痰,以及训练有效咳嗽等方法。注意不能因为患者咳嗽而单纯应用镇咳药,以免影响痰液排出。对痰液黏稠、不易咳出者可服用祛痰药,也可用雾化吸入湿化痰液,并注意补充水分,务使痰液排出,以免痰液潴留影响通气功能,增加感染的机会。

3. 适当应用支气管扩张剂

适当应用支气管扩张剂的目的在于解除支气管痉挛,改善通气。一般可用茶碱类药物(如茶碱控释片)口服,必要时也可静脉滴注,以扩张支气管,加强黏膜纤毛上皮运动,促进气道分泌物的清除,并可增强膈肌收缩力,改善呼吸功能。也可用 β 受体激动剂（如舒喘灵等），扩张支气管，改善纤毛运动。近年来提倡首选抗胆碱能药物溴化异丙托品吸入治疗，对改善患者气道通气功能的疗效优于 β 受体激动剂，长期使用无明显副作用。

4. 积极防治呼吸道感染

病毒与细菌感染为慢性支气管炎急性发作的病因，感染呼吸道的常见病毒一般为鼻病毒、流感病毒、腺病毒、疱疹病毒等，病毒感染后导致支气管黏膜纤毛上皮脱落，使细菌易于侵入形成继发感染，而促使病情进一步加重。感染呼吸道的常见细菌为溶血性嗜血杆菌、流感嗜血杆菌、肺炎链球菌、肺炎杆菌等，如发现患者感染征象时（如体温升高，咳嗽、气喘加重，痰量增多，痰色变黄等），应及早选用抗生素治疗。可根据痰培养、痰涂片革兰染色指导抗生素的选择。同时还可根据中医辨证选用中药汤剂或中成药进行治疗。

5. 家庭氧疗

长期氧疗可缓解慢性支气管炎患者的呼吸困难，降低肺动脉压，延缓肺心病的发生，改善患者的生活质量，所以有条件者提倡进行家庭氧疗，每日适当吸氧。

6. 运动锻炼

坚持适当的运动锻炼是增强体质，改善呼吸功能，提高机体抗病能力的好办法，对防止慢性支气管炎急性发作、阻止其病情发展，提高患者的生活质量大有好处，所以慢性支气管炎患者应在医生的指导下坚持进行运动锻炼，呼吸操、全身锻炼、太极拳、祛病延年二十式等均为适合慢性支气管炎患者康复锻炼的措施。

十八、怎样预防慢性支气管炎？

咨询：我父亲是慢性支气管炎老病号，半月前因慢性支气管炎合并肺心病心功能衰竭去世了,我朋友也患有慢性支气管炎,现在是吃药如吃饭,我现在虽然身体没有什么不舒服,也担心会患慢性支气管炎,准备采取一些预防措施,我要咨询的是**怎样预防慢性支气管炎?**

解答:您的想法完全正确。慢性支气管炎是一种难以根除的慢性病,重在预防。中医学早在《黄帝内经》中就提出了"治未病"的预防思想,强调"防患未然"。对于慢性支气管炎来说,首先应当是预防其发生,其次是对于慢性支气管炎患者及早治疗,既病防变,控制其病情进一步发展,防止、减少或延缓阻塞性肺气肿、肺源性心脏病等的发生。预防慢性支气管炎,应从以下几个方面入手。

(1)戒除吸烟的不良习惯,尽可能地避免被动吸烟,加强体育锻炼,重视耐寒和呼吸锻炼,以增强体质,提高机体抗病能力。

(2)顺应四时气候的变化,及时增减衣服,在气候骤变或寒冷季节注意保暖,避免受风受凉。

(3)积极开展卫生宣传教育,加强治理工业污染,改善环境卫生,做好防尘、防毒、防空气污染的工作,加强个人劳动保护,消除及避免烟雾、粉尘和刺激性气体对呼吸道的影响。

(4)保持健康的心态的良好的情绪,注意调节饮食,在饮食的选择上以清淡为主,尽量避免食用过咸以及辛辣刺激性之食物,平时可多食些健脾补肺之食物。

(5)采取综合性措施,积极预防和治疗感冒、急性气管/支气管炎等急性呼吸道疾病,阻止病情进一步发展和反复发作。

十九、为什么老年人要特别重视防治慢性支气管炎?

咨询:我今年62岁,是个农民,在家从事种植业,最近时常咳嗽、咳痰,经检查诊断为慢性支气管炎,自从患病后,我特别关注慢性支气管炎的防治知识,听村医说老年人要特别重视防治慢性支气管炎,我想了解一下**为什么老年人要特别重视防治慢性支气管炎?**

解答:慢性支气管炎是一种临床常见病、多发病,据调查,我国人口中慢性支气管炎患病率为 2.5% ~9.0%,随着年龄的增长慢性支气管炎患病率有逐渐递增之势,50 岁以上者可达 15% 左右。由于老年人呼吸道防御功能退化,免疫球蛋白减少,机体抗病能力减弱,这为慢性支气管炎的发病提供了潜在条件,所以老年人比年轻人更易患者慢性支气管炎,其引发阻塞性肺气肿、肺源性心脏病的概率也远较年轻人为多。

肺部感染是导致老年人多脏器衰竭的重要诱因,而多脏器衰竭常是老年人死亡的最直接原因,慢性支气管炎的急性发作是导致肺部感染的主要基础疾病,所以老年人要特别重视防治慢性支气管炎。有调查表明,99% 的多脏器衰竭患者发病前均有一种以上基础疾病,前 4 位依次为高血压病、冠心病、慢性支气管炎和糖尿病,患者的衰竭器官以肺、心、脑、肾最为常见,首发衰竭以肺居首位。肺之所以最容易受累而发生衰竭,是因为肺是一个开放的与外界环境接触频率最高的内脏器官,当老年人机体抵抗力变弱时,鼻、咽、口腔等呼吸道与相交处极易滋生细菌,容易发生呼吸道感染。肺部还是体内毒素的"栖身之地",炎性介质常在此释放,一方面对肺组织造成损伤,另一方面也会扩散至全身各器官,甚至形成失控的全身炎症反应,这就成了多脏器衰竭"启动"的基础。同时肺组织损伤会启动凝血系统,引起微血栓形成,导致器官衰竭。所以,老年人要特别重视防治慢性支气管炎,老年慢性支气管炎患者要重视预防并有效控制肺部感染,以防止呼吸衰竭的发生。

二十、寒冷的冬季如何预防慢性支气管炎发作？

咨询：我今年 56 岁，是个农民工，患有慢性支气管炎，我知道每年寒冷的冬季都是慢性支气管炎发作的高峰时期，所以我特别害怕过冬，担心不能外出打工，害怕病情发作加重，总是不知道应该如何是好，麻烦您给我讲一讲**寒冷的冬季如何预防慢性支气管炎发作？**

解答：漫长而寒冷的冬季，冷空气活动频繁，对慢性支气管炎患者（尤其是老年慢性支气管炎患者）来说是一个"关口"。有慢性支气管炎病史的人，寒冷的冬季容易因受冷感冒、烟雾尘埃污染、化学品过敏等因素导致慢性支气管炎复发，所以寒冷的冬季尤其要注意预防慢性支气管炎发作。

预防慢性支气管炎发作，最好从初秋开始就坚持运动锻炼（当然一年四季坚持锻炼更好），加强肺功能锻炼，天气好时到户外活动，呼吸新鲜空气，提高呼吸道御寒和适应能力。锻炼强度以舒适、不感到疲劳为宜，选择适合自己的锻炼项目，如呼吸操、扩胸运动、腹式呼吸、打太极拳、慢跑等，为顺利过冬打下基础。

寒冷季节要注意防寒保暖，随天气的变化及时增减衣服，外出时注意戴口罩和围巾，预防冷空气刺激及伤风感冒，尤其注意预防细菌感染，细菌感染是慢性支气管炎发作的最主要诱因。同时要尽量避免与感冒发热患者接触，少去人群拥挤、空气污浊的场所，要加强室内通风，保持空气新鲜。

在饮食调理上，宜选择清淡易消化且富有营养的食物，可适当多吃新鲜蔬菜和水果，切记戒除吸烟饮酒。另外，还可根据需要进行预防接种，可注射气管炎疫苗、流感疫苗等，以预防上呼吸道感染的发生和发作。

总之，只要做好预防和调养护理工作，就能够预防和减少慢性支气管炎的发作，使慢性支气管炎患者安全过冬。

第二章 慢性支气管炎患者这样做不误诊

正确诊断慢性支气管炎是治疗慢性支气管炎的前提和基础,然而在现实中,绝大多数慢性支气管炎患者不知道慢性支气管炎应当做哪些检查、怎样进行检查,不清楚如何正确诊断慢性支气管炎,不仅害怕出现误诊、耽误病情,同时还担心医生过度检查、增加经济负担。本章介绍了有关慢性支气管炎检查和诊断方面的知识,帮助患者合理选择检查方法,正确诊断慢性支气管炎,避免出现误诊。

一、慢性支气管炎患者怎样选择就诊的医院？

咨询：我今年 58 岁，在农村从事养殖业，最近时常咳嗽、咳痰，在村卫生室开了几次药，效果都不太好，医生怀疑我得了慢性支气管炎，让我到市里医院看一看，我们市里有数家医院，我不知道应该去那一家，请您告诉我**慢性支气管炎患者怎样选择就诊的医院？**

解答：有病后第一件事就是选哪家医院去看病，像您这样不知去哪家医院看病的患者，实在太多了。现如今，村卫生室、乡医院、社区医院、县医院，省、市各级综合医院，以及各类专科医院、民营医院等，可供选择的医院确实不少，选好医院是看病的第一步，也是对诊断和治疗效果影响最大的，对于患者来说，并不是医院规模越大、越有名、就诊人数越多就越好，也并不是有个熟人就能得到最恰当的诊断和治疗，因为每家医院各科室的水平并不尽相同，再大的医院也有相对薄弱的科室，有些小医院也有很强的科室和特色诊疗项目。

找什么样的医院看病，首先要看病情，选医院不在于医院的级别，也不在于规模，而是这家医院真正适合患者的自身情况。通常的做法是小病进社区、大病去大医院，不急不重的情况选择有特色、有口碑的医院。比如一般的感冒、拉肚子，可就近在村卫生室、乡医院、社区医院进行诊治，对于疑、难、重症，或需要进一步检查、治疗、手术等的患者，则应到县医院，省、市各级综合医院，以及各类专科医院就诊。

大多数疾病都是常见病和多发病，基本都能在社区比如村卫生室、乡医院、社区医院得到诊断和治疗，同时那里的医生对全科医学知识都有所了解，若有些问题解决不了的话，社区医疗机构与县医院、市级医院、省级医院等大医院之间还都有协作关系，有绿色的转诊通道，也为患者在向上转诊的过程中免去自行挂号、找床位等麻烦,能得到及时的诊治。大医院的专家在疾病诊治上的专业性以及丰富的临床经验,能对重大疾病的治疗提供更多的技术保障,所以在患有重大疾病时,大医院是首选,其中三级甲等医院是最佳选择。

随着社会资本进入医疗行业,涌现出了越来越多的民营医院,这当中不乏高质量者,他们能够提供更好的服务质量,使患者有更好的就医体验,对于虽然患有疾病,但不急不重时,到有特色、好口碑的民营医院就诊,也是不错的选择。提到民营医院,大家自然而然会想到2016年的魏则西事件,以至于很多人对民营医院谈虎色变,的确,民营医院良莠不齐,就医时应谨慎选择。

就慢性支气管炎患者来讲,应根据自己的具体情况选择合适的医院就诊。如若是单纯的慢性支气管炎,病情比较平稳,像您这种情况,可就近选择在村卫生室、乡医院、社区卫生服务中心、县医院或当地医院就诊,因为慢性支气管炎并不是什么急重症、疑难病,基层医生就能解决这样的问题,应避免盲目到大医院就诊。当然,对于慢性支气管炎合并有阻塞性肺气肿、肺心病等,病情比较复杂,基层医院解决不了的话,则应到大医院诊治,以便明确病情,确立最佳治疗方案,使患者得到恰当的治疗,尽快解除痛苦。

二、什么是急性支气管炎？有怎样的临床表现？

咨询:我是体育教师,前几天学校举行篮球比赛,出汗较多,比赛后没及时更换衣服,受寒着凉,出现发热、咳嗽、咳痰,虽然服感冒药3天,症状不减反而加重,今天到医院就诊,医生说是急性支气管炎,我要咨询的是**什么是急性支气管炎？有怎样的临床表现？**

解答:急性支气管炎是由生物、物理、化学刺激或过敏等因素引起的气管支气管黏膜广泛性的急性炎症,所以又叫急性气管支气管炎。急性支气管炎往往因人在受凉或疲劳时削弱了上呼吸道的生理性防御功能而发病,故常见于寒冷季节或气候突变之时以及过度劳累之后,也可由急性上呼吸道感染发展而来。急性支气管炎是临床常见的一种呼吸系统疾病,通过积极治疗多能短期内康复,病愈后支气管黏膜结构可以完全恢复正常,若失于治疗,迁延不愈或反复发作,则可演变为慢性支气管炎、细支气管炎、支气管肺炎,或加重原有的呼吸系统疾病。

急性支气管炎起病较急,常先有急性上呼吸道感染的症状。全身症状一般较轻,可有发热,体温在38℃左右,多于3~5日降至正常。咳嗽、咳痰为急性支气管炎突出的表现,先为干咳或有少量黏液性痰,随后可转为黏液脓性或脓性,痰量增多,咳嗽加剧,偶可见痰中带血。咳嗽、咳痰可延续2~3周才消失,如迁延不愈,日久可演变成慢性支气管炎等。如支气管痉挛可出现程度不等的气促,伴胸骨后发紧感。急性支气管炎的体征不多,呼吸音常正常或增粗,可以在两肺听到散在干、湿性啰音,啰音部位不固定,咳嗽后可减少或消失。

三、慢性支气管炎有怎样的临床表现?

咨询:我今年50岁,平时吸烟较多,近段时间时常咳嗽、咳痰,通常是晚上及受寒着凉时加重,今天到村诊所咨询,医生说可能是慢性支气管炎,建议到医院进一步检查,我知道很多人患有慢性支气管炎,想了解一下**慢性支气管炎有怎样的临床表现?**

解答:慢性支气管炎多缓慢发病,病程较长,反复急性发作而加重。慢性支气管炎的主要症状为慢性咳嗽、咳痰、喘息等。开始症状轻微,如吸烟、接触有害气体、过度劳累、气候变化或受冷感冒后,则引起急性发作或加重,在夏季气候转暖时可自然缓解。

1. 咳嗽

分泌物积聚于支气管腔内,引起反射性咳嗽。支气管黏膜充血、水肿、应激也可引起咳嗽。咳嗽的严重程度与支气管黏膜炎症及痰量的多少有关。一般晨起咳嗽较重,白天较轻,晚上临睡前有阵咳或排痰。

2. 咳痰

痰量以清晨较多,这是由于夜间睡眠后管腔内蓄积痰液,加以副交感神经相对兴奋,支气管分泌物增多,因而在起床后或体位变动时引起刺激性排痰。痰液一般为白色黏液或泡沫性,偶有带血。急性发作伴有细菌感染时,则变为黏液脓性,咳嗽或痰量亦随之增加。

3. 喘息或气短

在慢性喘息性支气管炎患者,由于支气管痉挛可引起喘息,常伴有哮鸣音。早期无气短表现,反复发作数年,并发阻塞性肺气肿时,可伴有活动后气短。

4. 异常体征

慢性支气管炎早期可无异常体征。急性发作期时可听到散在的干湿性啰音,多在背部及肺底部,于咳嗽后减少或消失。喘息型患者还可听到哮鸣音及呼气延长,并发肺气肿时则有肺气肿的体征。

总之,咳、痰、喘为慢性支气管炎的主要症状,并因炎症类型不同,病程长短不一,以及有无并发症等,可有不同的临床表现。

四、什么是支气管哮喘？有怎样的临床表现？

咨询:我是个农民工,在县城从事室内装修中的油漆工作,近段时间时常咳嗽、咳痰,有时还出现呼吸困难,以为是得了慢性支气管炎,可吃了不少药,就是不见效,今天到县医院就诊,医生怀疑是支气管哮喘,我要问的是**什么是支气管**

哮喘？有怎样的临床表现？

解答：这里首先告诉您，咳嗽、咳痰、呼吸困难并不是只见于慢性支气管炎，支气管哮喘、肺气肿、肺心病等疾病也都以咳嗽、咳痰、呼吸困难为突出表现。

支气管哮喘简称哮喘，是由多种细胞（如嗜酸性粒细胞、肥大细胞、T细胞、中性粒细胞、气道上皮细胞等）和细胞组分参与的气道慢性炎症性疾病。这种慢性炎症导致气道反应性的增加，通常出现广泛多变的可逆性气流受限，引发一系列的症状，常在夜间和（或）清晨发作、加剧，多数患者可自行缓解或经治疗缓解。据文献报道，全世界约有1.6亿支气管哮喘患者，各国患病率1%～13%不等，我国支气管哮喘的患病率为1%～4%，一年四季均可发病，但尤以寒冷季节及气候急剧变化时发病较多。支气管哮喘任何年龄均可罹患，一般认为儿童患病率高于青壮年，老年人群的患病率有增高的趋势，成年男女的患病率大致相同，其中约40%的患者有家族史。支气管哮喘如诊治不及时，随病程的延长可产生气道不可逆性狭窄和气道重塑，引发慢性支气管炎、肺气肿、肺源性心脏病、心功能不全等，是严重威胁公众健康的一种慢性疾病。

支气管哮喘以反复发作性的喘息、气急、胸闷或咳嗽等症状为主要临床表现，严重者被迫采取坐位或呈端坐呼吸，干咳或咳大量白色泡沫痰，甚至出现发绀等，有时咳嗽可为唯一的症状（咳嗽变异型哮喘）。哮喘症状可在数分钟内发作，经数小时至数天，用支气管扩张剂或自行缓解。某些患者在缓解数小时后可再次发作。在夜间及凌晨发作和加重常是哮喘的特征之一。有些青少年哮喘症状表现为运动时出现胸闷、咳嗽和呼吸困难（运动性哮喘）。支气管哮喘发作时胸部呈过度充气状态，有广泛的哮鸣音，呼气音延长，但在轻度哮喘或非常严重哮喘发作时，哮鸣音可不出现，称为寂静胸。严重哮喘患者可出现心率增快、奇脉、胸腹反常运动和发绀。非发作期体检可无异常。

五、什么是肺癌？有怎样的临床表现？

咨询:我们村有位慢性支气管炎老病号,近段时间咳嗽、咳痰明显加重,他以为是老毛病,没放在心上,今天在家人的催促下到县医院就诊,经检查已是肺癌晚期,我患有慢性支气管炎,很担心也会演变成肺癌,想咨询一下**什么是肺癌？有怎样的临床表现？**

解答:肺癌又称原发性支气管肺癌、支气管肺癌,其肿瘤细胞源于支气管黏膜或腺体,常有区域性淋巴结和血行转移,病情进展速度与细胞的生物特性有关。按解剖学部位肺癌分类中央型和周围型两大类,按组织病理学分类则可分为非小细胞肺癌和小细胞肺癌。肺癌是当前世界各地最常见的恶性肿瘤之一,是一种严重威胁人民健康和生命的疾病,半个世纪以来,世界各国肺癌的发病率和病死率都有明显增高的趋势,根据 2020 年全球癌症统计报告,2020 年全世界死于恶性肿瘤的人数预计超过 1000 万,其中肺癌所造成的死亡占恶性肿瘤死亡的 18%,居恶性肿瘤死因的第一位。

肺癌的病因和发病机制迄今尚未明确,一般认为肺癌的发病与吸烟、空气污染、电离辐射、长期接触煤烟、焦油等致癌因子等诸多因素有关,通常是多种因素共同作用的结果。肺癌的临床表现与其部位、大小、类型、发展阶段、有无并发症或转移有密切关系。有 5% ~ 15% 的患者发现肺癌时无症状。主要临床表现包括由原发肿瘤引起的症状和体征、肿瘤局部扩展引起的症状和体征以及肺外转移引起的症状和体征等,通常以刺激性咳嗽、痰中带血、胸痛为主要表现。咳嗽多数为干咳,无痰或少痰;多有痰中带血丝,咯血多数为间歇发作,少见大咯血;胸痛患者占 34.2% ~ 62%,多数为隐痛;气短出现在 10% ~ 50% 的病例中,约 6.6% 的患者以气短为始发症状;发热主要为低热,出现在 6.6% ~

39%的病例中,以此为始发症状的占患者总数的21.2%。

六、慢性支气管炎常用的辅助检查有哪些?

咨询:我近段时间时常咳嗽、咳痰,有时还气喘,今天到县医院就诊,经胸部X线摄片检查确诊为慢性支气管炎,医生建议再检查一下呼吸功能,既然已经确诊为慢性支气管炎,为什么还要再检查呼吸功能? 我真不明白,请问**慢性支气管炎常用的辅助检查有哪些?**

解答:这里告诉您,医生让您再检查一下呼吸功能确实没错,检查呼吸功能能帮助医生了解肺功能的基本状态,明确肺功能障碍的程度及类型,以及确立恰当的治疗方案。临床中用于慢性支气管炎的辅助检查较多,最常用的有血常规检查、X线检查、痰液检查和呼吸功能检查等。

1. 血常规检查

血常规检查是临床最常用的辅助检查手段,也是诊治慢性支气管炎过程中应当经常进行的辅助检查。慢性支气管炎缓解期血常规检查一般无白细胞变化,急性发作期或并发肺部急性感染时可见白细胞计数及中性粒增多,喘息型患者嗜酸性粒细胞可增多。

2. X线检查

慢性支气管炎早期X线检查可无异常,病变反复发作,引起支气管管壁增厚,细支气管或肺泡间质炎症细胞浸润或纤维化时,可见两肺纹理增粗、紊乱,呈网状或条索状、斑点状阴影,以下肺野较明显,如有心、肺并发症时,可出现有关的征象。对于普通的X线不能明确诊断的患者,还可进行CT、磁共振等影像学检查。

3. 痰液检查

痰液涂片或培养可见肺炎球菌、流感嗜血杆菌、甲型链球菌及奈瑟球菌等。涂片中可见大量中性粒细胞及已破坏的杯状细胞,喘息型患者常见较多的嗜酸粒细胞。

4. 呼吸功能检查

慢性支气管炎早期呼吸功能检查常无明显异常,病情发展可有阻塞性通气功能障碍,表现为时间肺活量降低,第一秒钟时间肺活量比值小于 60% ,最大通气量减少、低于预计值的 80% ,流量 – 容积曲线的减低更为明显。

七、慢性支气管炎胸部 X 线检查有怎样的表现?

咨询:我是个乡村医生,我们村有些慢性支气管炎老病号,他们时常拿着检查的胸部 X 线片找我看片,说实在话这让我很内疚,因为我的看片能力太差了,今天想找您学习一下胸部 X 线检查方面的知识,麻烦您给我讲一讲**慢性支气管炎胸部 X 线检查有怎样的表现?**

解答:作为医生,应当尽可能多地掌握医学知识,您是乡村医生,想普及一下慢性支气管炎胸部 X 线检查方面的知识,很有必要。

胸部 X 线检查是呼吸系统疾病中应用最广泛的辅助检查手段,检查的方法包括胸部 X 线透视、胸部 X 线摄片以及 CT 检查等,其中以胸部 X 线透视、胸部 X 线摄片最为常用。慢性支气管炎早期尚无病理改变,症状明显者胸部 X 线透视、胸部 X 线摄片可有以下改变。

1. 肺纹理改变:

肺纹理改变是由于支气管管壁的增厚,支气管周围炎症和纤维化等病理改变所致,支气管内分泌液的潴留也是形成肺纹理改变的原因之一。表现为双侧中下肺纹理增多、增粗,扭曲变形,边缘模糊,分布紊乱,这些改变主要见于单纯型慢性支气管炎支气管壁增厚,腔内有气体衬托时肺纹理可形成轨道状的两条平行线状致密影,称为"双轨征"。

2. 肺间质纤维组织增生

可出现网状纹理,肺纹理减少、纤细而稀疏,多见于喘息型慢性支气管炎。

3. 肺部片状阴影

慢性支气管炎反复继发感染时,胸部 X 线检查显示肺纹理增粗,模糊不清,沿肺纹理可出现大小不等的片状阴影。

4. 胸膜改变

有时出现胸膜增厚及粘连,以横膈面上多见。

5. 肺气肿征象

肺气肿轻度者 X 线胸片诊断有一定限制,严重者 X 线胸片表现为两肺透亮度增高,胸廓呈桶状,前后径增加,肋间隙增宽,肋骨走行变平,肺血管纹理纤细、稀疏或变直,以外围分支为主。

6. 支气管造影改变

怀疑有支气管扩张时,选择支气管造影检查,可发现支气管管腔粗细不等,走行扭曲变形、移位,有时呈串珠状或不充盈。

7. 其他改变

有时肺野内可见单发或多发的肺大泡,直径大小不一。双侧膈肌可下降,膈顶平直,肋膈角增大,心影狭长垂直,侧位片可见胸骨后间隙增宽。

八、慢性支气管炎患者需要做 CT 检查吗?

咨询:我最近时常咳嗽、咳痰,通常晚上或受寒着凉时加重,今天到医院就诊,经血常规、胸部 X 线摄片等检查,医生说是慢性支气管炎,建议我再查一下胸部 CT,既然已经确诊,为什么还要检查,请问**慢性支气管炎患者需要做 CT 检查吗?**

解答:医生是根据病情的需要做辅助检查的,CT 检查与 X 线片检查相比有其显著的优越性,

CT 检查是特殊类型的 X 线检查,因其清晰度高,分辨率高,能显示真正的断面图像,具有普通 X 线检查无法比拟的优点,是现今临床较为常用的辅助检查项目。不过一般的肺部疾病(包括慢性支气管炎)不将 CT 作为首选检查方法,因为胸部充气的肺自身就有良好的自然对比,普通的胸部 X 线检查就能清晰显示大部分病变。

慢性支气管炎通过普通的胸部 X 线检查(如胸部 X 线透视、胸部 X 线摄片)一般都能确诊,只有在临床症状不明确,怀疑有其他疾病,为了进一步明确胸部 X 线摄片已经发现的病灶大小、范围和性质时,才进行 CT 检查。慢性支气管炎、慢性阻塞性肺气肿进行普通胸部 X 线摄片(正位片和侧位片),以及胸部透视就可以明确诊断,但若与肿瘤、胸膜病变等其他疾病作鉴别诊断时,则常需加做 CT 检查帮助明确诊断。

CT 检查可发现胸部 X 线摄片不能发现的肿瘤,如心脏后或脊柱旁区的隐蔽肿瘤,对在痰内找到肿瘤细胞而胸部 X 线摄片没有发现异常的患者,CT 检查很有价值,此外 CT 检查还可以诊断肿瘤的性质、肿瘤侵犯的范围等。在鉴别胸膜与肺实质性病变时,CT 检查可确定病变的存在范围和部位等。

九、慢性支气管炎患者进行病原学检查有什么意义?

咨询:我患慢性支气管炎已多年,最近一段时间病情明显加重了,不仅咳嗽、

咳吐黄黏痰,有时还气喘,今天到县医院就诊,医生让我做一下痰细菌培养,说是病原学检查,我是第一次听说病原学检查,我想了解一下**慢性支气管炎患者进行病原学检查有什么意义?**

解答:慢性支气管炎的病原学检查,是指通过痰涂片和痰细菌培养,明确慢性支气管炎病原菌的种类,以便采取相应治疗措施的检查方法。

感染是慢性支气管炎患者病情加重的最常见原因,虽然这种感染最初可能为病毒所致,但由于这类患者免疫力差,很快继发细菌感染,因此抗生素的应用至关重要。而如何选择抗生素,最重要的是做出病原学诊断。

就慢性支气管炎来说,病原学检查包括痰涂片和痰细菌培养两部分。痰涂片检查快捷、方便,可初步推测病原菌的种类,最初指导抗生素的应用。不管留取痰标本的质量如何,如果痰涂片发展抗酸杆菌、真菌菌丝或孢子等,则具有临床意义,因为这些病原菌通常不在上呼吸道生存。

对合格的痰标本进行涂片和革兰染色检查中,如发现被中性粒细胞或巨噬细胞吞食的细菌,此细菌即可能是致病的细菌。在每个高倍镜视野下见到10个以上的革兰阳性卵圆形双球菌,提示病原菌为肺炎链球菌;如革兰阳性球菌成堆,可疑为葡萄球菌,但需通过细菌培养证实。如在显微镜下发现较多革兰阳性和革兰阴性球菌或杆菌,则有混合感染的可能。如痰涂片中找到真菌的芽孢子或菌丝,对肺部真菌感染有提示作用。

十、慢性支气管炎患者检查肺功能有什么意义? 检查内容有哪些?

咨询:我患有慢性支气管炎,时常咳嗽、咳痰、气喘,通常是受凉感冒时加重,此次病情加重已1周,虽然静脉滴注5天抗生素,病情仍不见好转,今天到县医院就诊,医生让检查肺功能,我要咨询的是**慢性支气管炎患者检查肺功能**

有什么意义？检查内容有哪些？

解答：慢性支气管炎患者进行肺功能检查,主要是为了了解肺功能的基本状态,明确肺功能障碍的程度及类型,观察肺功能损害的可复性,分析疾病的预后和劳动能力的鉴定,判断药物治疗的效果等。肺功能检查的内容主要包括肺容量测定、通气功能测定和小气道功能测定。

1. 肺容量测定

肺容量测定包括潮气容积、补吸气容积、补呼气容积、残气容积、深吸气量、肺活量、功能残气量以及肺总量等。其深吸气量为肺活量的主要组成部分,反映肺及胸廓的顺应性和参与吸气的肌肉力量,补呼气容积反映气道的通畅度和呼气肌力量。慢性支气管炎患者补呼气量受影响,吸气肺活量大于呼气肺活量。肺活量降低见于气道阻塞,胸廓、肺扩张受限及肺组织损害。功能残气量与残气容积改变,通常是同时存在的,常随年龄增加而增加,慢性支气管炎、肺气肿患者,因其胸廓和肺弹性减退或气道阻力增加,残气容积是增加的,其肺总量也是增加的。

2. 通气功能测定

通气功能测定包括每分钟静息通气量、肺泡通气量、最大通气量、用力肺活量及呼气高峰流量。慢性阻塞性肺疾病患者最大通气量及肺泡通气量通常是降低的。用力肺活量可以反映较大气道呼气期的阻力,是慢性阻塞性肺疾病辅助诊断与疗效判断的良好指标。呼气高峰流量较常用于哮喘患者 24 小时病情的动态观察,以指导用药。

3. 小气道功能测定

小气道功能测定包括最大呼气流量容积曲线、闭合容积、闭合容量等流量容积,主要用于小气道阻塞性疾病的早期诊断,如慢性支气管炎、阻塞性肺气肿。

其他肺功能的检测还有通气分布、弥散功能及通气/血流比例测定等。在慢性支气管炎患者,通气分布通常是不均匀的,弥散功能减低,通气/血流比例失调。

十一、慢性支气管炎患者为什么要做心电图检查?

咨询:我是慢性支气管炎老病号,时常咳嗽、咳痰,深知病情监测的重要,坚持定期到医院复诊,昨天到医院复查,医生建议检查一下心电图,检查胸部 X 线摄片、胸部 CT 我理解,让检查心电图就不明白了,请您告诉我**慢性支气管炎患者为什么要做心电图检查?**

解答:医生让您检查一下心电图是必要的。慢性支气管炎病程较长,容易出现心肺功能改变,心电图检查价廉、方便,为了掌握慢性支气管炎患者的心肺功能情况,心电图是就诊时必不可少的检查项目。

慢性支气管炎早期心电图一般正常,或表现为原发心脏病的表现(如冠心病心肌缺血)。合并肺气肿时心电图可出现低电压改变,心电图检查在这类患者中最主要的用途是对肺心病的诊断和判断心律失常。

慢性支气管炎一般经过 10 年就会发展至肺心病阶段,心电图的特征性改变为肺型 P 波、心电轴右偏、顺钟向转位等,还可以出现完全性或不完全性右束支传导阻滞。肺心病患者由于心肌缺氧,酸碱平衡失调,电解质紊乱以及合并感染时细菌对心肌的毒性作用等,可以出现各种各样的心律失常,多表现为房性期前收缩及阵发性室上性心动过速,也可有房扑或房颤。严重缺氧时还可出现心室纤颤以及心搏骤停,危及生命。洋地黄中毒或低血钾时,还可出现室性早搏、室性心动过速及 ST－T 改变。

十二、慢性支气管炎有哪些诊断要点？如何分型分期？

咨询:我是个农民,最近时常咳嗽、咳痰,曾在村卫生室诊治,效果并不太好,今天到县医院就诊,医生说可能是慢性支气管炎,让进一步检查,我知道慢性支气管炎是一种慢性病,有不同的分型和分期,我要咨询的是**慢性支气管炎有哪些诊断要点？如何分型分期？**

解答:慢性支气管炎确实是一种难以根除的慢性病,同时有不同的分型和分期。为了正确诊断慢性支气管炎,避免出现误诊误治,在确立慢性支气管炎的诊断时,必须掌握慢性支气管炎诊断要点,重视其分型分期,并注意慢性支气管炎并发症阻塞性肺气肿、慢性肺源性心脏病的诊断,同时还应与肺结核、支气管扩张、支气管哮喘等疾病相鉴别。

1.诊断要点:

(1)咳嗽、咳痰或伴有喘息反复发作,每年发病持续 3 个月以上,连续 2 年以上;

(2)常有吸烟史,并排除其他心、肺疾病(如肺结核、尘肺、支气管扩张、支气管哮喘、肺癌、心脏病、心功能不全等);

(3)如每年发病持续不足 3 个月,而有明显的客观检查依据(如 X 线检查、呼吸功能检测等),也可诊断。

2. 临床分型

根据慢性支气管炎临床表现的不同,现代医学通常将慢性支气管炎分为单纯型、喘息型两种类型。单纯型的主要表现为咳嗽、咳痰;喘息型除咳嗽、咳痰外尚有喘息症状,并伴有哮鸣音。

3. 临床分期

按病程和病情进展情况通常将慢性支气管炎分为急性发作期、慢性迁延期和临床缓解期 3 期。

急性发作期指在 1 周内出现脓性或黏液性脓痰,痰量明显增多,或伴有发热等炎症表现,或咳、痰、喘等症状任何一项症状显著加剧,或重症患者明显加重者;

慢性迁延期指不同程度的咳、痰、喘等症状经常波动,迁延 1 个月以上者;

临床缓解期则是指经治疗或自然缓解,症状基本消失,或偶有轻微咳嗽和少量痰液,保持 2 个月以上者。

十三、怎样自我判断慢性支气管炎病情的轻重?

咨询:我今年 63 岁,患慢性支气管炎已有很长一段时间,我知道慢性支气管炎是一种难以根除的慢性病,病情有轻有重,积极正确的治疗调养能阻止病情进一步发展,听说自己就能够判断病情的轻重,麻烦您给我介绍一下**怎样自我判断慢性支气管炎病情的轻重?**

解答:慢性支气管炎是一种以长期反复发作性咳嗽、咳痰或伴有喘息为主要症状的慢性病,病情轻者可在家自我调治,对于病情较重的患者则需要及时到医院就诊治疗,所以自我正确判断慢性支气管炎病情的轻重有重要意义。自我判断慢性支气管炎病情的轻重,主要依据患者咳嗽、咳痰以及喘息的轻重程度而定。

1. 咳嗽

轻度咳嗽表现为白天间断咳嗽,不影响正常生活和工作;重度咳嗽则表现为昼夜咳嗽频繁或阵咳,影响工作和睡眠。

2. 咳痰

咳痰少者表现为昼夜咳痰 10 ~ 25 毫升,或夜间及清晨咳痰 5 ~ 25 毫升;咳痰中等者表现为昼夜咳痰 50 ~ 100 毫升,或夜间及清晨咳痰 25 ~ 50 毫升;咳痰多者表现为昼夜咳痰 100 毫升以上,或夜间及清晨咳痰 50 毫升以上(对痰液的性状及颜色等应加以观察和记录)。

3. 喘息

轻度喘息表现为安静时无喘息,而早晚偶有喘息发作,其程度轻,不影响睡眠或活动;重度喘息者表现为在安静时喘息明显,不能平卧,影响睡眠及活动;中度喘息则介于轻度及重度之间,安静时喘息较轻,仅早晚喘息加重,尚能平卧。

十四、慢性支气管炎应与哪些疾病相鉴别?

咨询:我最近时常咳嗽、咳痰,怀疑得了慢性支气管炎,今天到医院就诊,医生说除了慢性支气管炎外,肺结核、肺癌、支气管哮喘等也都可出现咳嗽、咳痰,在确立慢性支气管炎的诊断时,应注意与其他疾病相鉴别,我想知道**慢性支气管炎应与哪些疾病相鉴别?**

解答:慢性支气管炎以慢性咳嗽、咳痰、喘息为主要临床症状,而这些症状是呼吸系统疾病的共有表现,不能只根据慢性咳嗽、咳痰、喘息等症状就盲目做出慢性支气管炎的诊断,应注意与支气管哮喘、支气管扩张、肺结核、肺癌、矽肺及其他尘肺等相鉴别。

1. 支气管哮喘

支气管哮喘常于幼年或青年发病,一般无慢性咳嗽、咳痰史,以发作性哮喘为特征,发作时两肺满布哮鸣音,缓解后可毫无症状,常有个人或家庭过敏性疾病史。喘息型慢性支气管炎多见于中、老年，一般以咳嗽、咳痰为主要症状，伴发喘息及哮鸣音，感染控制后可缓解。典型病例两者鉴别不难，但支气管哮喘多年反复发作者可并发慢性支气管炎。

2. 支气管扩张

支气管扩张也具有咳嗽、咳痰反复发作的特点，但常有较多的反复咯血，合并感染时有多量脓痰，肺部湿啰音多为单侧性，常见于下部且较固定，X 线检查常见下现野纹理粗乱或呈卷发状，支气管造影可以确诊。

3. 肺结核

肺结核有发热、乏力、盗汗、消瘦及食欲不振等症状，痰结核菌培养及胸部 X 线等检查可以明确诊断。

4. 肺癌

肺癌多见于 40 岁以上者，特点是刺激性咳嗽、咳少量脓痰，常痰中带血，有明显胸痛和进行性消瘦。脱落细胞检查、纤维支气管镜检以及活检有助于明确诊断。

5. 矽肺及其他尘肺

矽肺及其他尘肺患者有粉尘接触史，X 线检查肺部可见矽结节，肺部阴影扩大或肺纹理增多。

十五、如何区分急性支气管炎和慢性支气管炎？

咨询：我朋友老周，前段时间咳嗽、咳痰，医生说是急性支气管炎，经治疗很快痊愈了，我最近一段时间时常咳嗽、咳痰，服用了半月消炎止咳药，效果并不太好，今天到医院就诊，经检查医生说是慢性支气管炎，我想了解一下**如何区分急性支气管炎和慢性支气管炎？**

解答:急性支气管炎和慢性支气管炎都是临床常见的呼吸系统疾病,都以咳嗽、咳痰为突出表现,并且急性支气管炎迁延不愈可演变为慢性支气管炎,那么如何区分急性支气管炎和慢性支气管炎呢? 区分急性支气管炎和慢性支气管炎,通常从病史、病程与症状,以及并发症三个方面来考虑。

1. 病史

急性支气管炎在发病前一般无支气管炎的病史,即无慢性咳嗽、咳痰及喘息等症状反复出现的病史,常是突然发病,而慢性支气管炎一般均有上述症状反复出现的病史。

2. 病程与症状

急性支气管炎起病较快,开始为干咳,之后转为黏痰或脓性痰,常伴有胸骨后闷胀或疼痛、发热等,多在 3～5 天内好转,但咳嗽、咳痰症状可持续 2～3 周。慢性支气管炎则以长期、反复而逐渐加重的咳嗽为突出症状,且咳嗽症状与感染与否有关,时轻时重,反复发作,还可伴有喘息,病程迁延。

3. 并发症

急性支气管炎通常不伴有阻塞性肺气肿和肺源性心脏病等并发症,而慢性支气管炎发展到一定阶段多数都伴有阻塞性肺气肿甚至肺源性心脏病等并发症,有其相应的症状和体征。

十六、如何鉴别慢性支气管炎与支气管哮喘?

咨询:我是个农民工,最近时常咳嗽、气喘,今天到医院就诊,医生说是慢性支气管炎,我们村里老智哥,前段时间也是咳嗽、气喘,经检查诊断为支气管哮喘,同样是表现为咳嗽、气喘,为什么会是不同的疾病呢? 我要咨询的是**如何鉴别慢性支气管炎与支气管哮喘?**

解答:慢性支气管炎是指由于感染和非感染因素引起的气管、支气管黏膜及其周围组织的慢性非特异性炎症。以老年人多见,临床上多缓慢发病,病程较长,由于反复急性发作而加重。主要症状为慢性咳嗽、咳痰,在喘息型慢性支气管炎中因有支气管痉挛,可出现喘息,常伴有哮鸣音。在慢性支气管炎早期无气短表现,发展至肺气肿时可伴有轻重程度不等的气短、呼吸困难。慢性支气管炎多于冬季气候变化或受冷感冒后诱发加重,在夏季气候转暖时多可自行缓解。

支气管哮喘是由多种细胞(如嗜酸性粒细胞、肥大细胞等)和细胞组分参与的气道慢性炎症性疾病,这种慢性炎症导致气道反应性的增加,通常出现广泛多变的可逆性气流受限,引发一系列的症状,常在夜间和(或)清晨发作、加剧,临床表现为反复发作性喘息,呼吸困难,胸闷或咳嗽。支气管哮喘常于幼年或青年突然发病,多有个人或家族过敏性疾病史,一般无慢性咳嗽、咳痰史。以发作性喘息为特征,持续数分钟至数小时或更长,可自行缓解或经治疗后缓解。此类患者发作时血液及痰中嗜酸性细胞计数增多,支气管舒张试验和激发试验阳性。

在临床中,绝大多数慢性支气管炎和支气管哮喘患者其症状较为典型,不难区分,通过相应治疗均能缓解。也有少部分支气管哮喘患者,其气流阻塞不能完全缓解,与可逆性气流阻塞及气道高反应的慢性支气管炎区分困难,这些患者可能是慢性支气管炎合并哮喘,或支气管哮喘合并慢性支气管炎,一般称其为慢性阻塞性肺病。这类患者应按照两种疾病对待,

十七、如何鉴别慢性支气管炎与左心衰竭?

咨询:我生活在农村,是退休教师,也是慢性支气管炎老病号,自从患病后我

特别关注慢性支气管炎的防治知识,听村医说慢性支气管炎与左心衰竭在症状表现上有相似之处,需注意鉴别,以便采取相应的治疗措施,我要问的是**如何鉴别慢性支气管炎与左心衰竭?**

解答:当老年人有咳嗽、咳痰和喘息症状时,人们常认为是慢性支气管炎急性发作所致,其实老年人咳嗽、咳痰和喘息并非慢性支气管炎所独有,还有可能是冠心病、高血压性心脏病等心脏疾病并发的左心衰竭引起的。

慢性支气管炎与冠心病、高血压性心脏病等心脏疾病并发的慢性左心衰竭,或者同时存在时,都可表现有咳嗽、咳痰和气喘等症状,常常不易区别,容易被漏诊或误诊。这是因为老年人常有多种疾病并存,而各种疾病间的相互影响可掩盖或加重心脏病的症状和体征,或已产生了心力衰竭的症状与体征而未被引起重视所致。加之老年人冠状动脉血管粥样硬化的存在,一旦发生心内、心外或心内外多种因素的影响,极易诱发或加重左心衰竭。

其实,只要明白左心衰竭的症状和体征,重视慢性支气管炎与左心衰竭之间的鉴别,其误诊和漏诊是完全可以避免的。老年慢性左心衰竭早期可表现有咳嗽、咳痰、气促,与慢性支气管炎的症状相仿,但患者在站立和坐位时不咳或咳嗽减轻,平卧后即可出现咳嗽加剧、胸闷、气促,特别是头颈部出汗较多,患者常采取端坐位,双下肢下垂后即感症状明显减轻。患者疲乏无力、夜尿多、体重增加等表现也是慢性左心衰竭的特征性表现。

十八、如何及早发现慢性支气管炎并发肺癌?

咨询:我同学老冯,是慢性支气管炎老病号,半月前因慢性支气管炎合并肺癌去世了,我患慢性支气管炎已 5 年,时常咳嗽、咳痰,也担心会不会并发肺癌,我想知道怎样才能及早发现慢性支气管炎并发肺肺癌,请您给我讲一讲**如何及**

早发现慢性支气管炎并发肺癌?

解答:慢性支气管炎与肺癌均为呼吸系统疾病,两者常有相似的症状,如咳嗽、咳痰、胸痛、痰中带血丝等,因此不易引起患者的注意,有时会把慢性支气管炎合并肺癌当作单纯的慢性支气管炎。

慢性支气管炎经过抗感染和平喘治疗后,病情往往能得到有效的控制,但肺癌的呼吸道症状经上述治疗不但不能缓解,反而逐渐加重。肺癌的治疗是越早越好,强调早发现、早治疗,此乃能否治愈的关键所在,但早期肺癌的原发灶小,无淋巴结及远处转移,因而可无任何临床症状,或仅有轻微症状,或被慢性支气管炎症状所掩盖,因此不易被发现。那么如何才能及早发现慢性支气管炎合并肺癌呢?

慢性支气管炎患者一旦有下列情况应引起注意,并及时到医院进行相关的检查,如胸部 X 线摄片、CT 扫描、磁共振检查、纤维支气管镜检查、痰液癌细胞检查等,以排除是否有肺癌存在。

(1)原来的咳嗽性质改变,出现刺激性咳嗽持续 2 周以上,治疗无效;

(2)反复或持续痰中带血;

(3)原因不明的四肢关节疼痛及杵状指出现;

(4)不能以慢性支气管炎解释的气喘加重,X 线胸片显示胸腔积液者;

(5)反复出现同一部分的肺炎。

慢性支气管炎患者,尤其是有吸烟嗜好的慢性支气管炎患者,应定期到医院进行检查,以排除是否有肺癌存在,做到早发现、早诊断、早治疗。

第三章 慢性支气管炎患者这样做疗效好（西医篇）

慢性支气管炎有哪些治疗方法和药物？我的治疗方法恰当吗？如何选择治疗慢性支气管炎的药物？怎样做才能疗效好？……慢性支气管炎患者对治疗慢性支气管炎有诸多困惑和疑问。本章从现代医学角度详细介绍了慢性支气管炎的治疗知识，看过本章，您会了解一些应该知道的慢性支气管炎的治疗知识，有助于合理选择治疗慢性支气管炎的方法和药物，正确治疗慢性支气管炎，这样才能疗效好。

一、慢性支气管炎患者应该看西医还是看中医？

咨询：我今年 54 岁，因最近时常咳嗽、咳痰到医院就诊，看的是西医，经检查诊断为慢性支气管炎，服用消炎止咳药后咳嗽、咳痰很快消失了，听说有些慢性支气管炎看的是中医，用的是中药，效果也不错，我想知道**慢性支气管炎患者应该看西医还是看中医？**

解答：求医的困惑时常有，您的问题带有普遍性，我们经常遇到一些慢性支气管炎患者，或只相信西医，或只相信中医，也有一些患者徘徊在到底是看中医还是看西医之间，其实慢性支气管炎患者看西医或看中医都可以，中西医结合更是不错的选择。

中医和西医是两个不同的理论体系，如何决定自己是选择看中医还是看西医，要针对自己的病情，根据中医和西医各自的特点和优势加以综合分析。一般来说，病情凶险，病势比较急重时，如慢性支气管炎伴有肺源性心脏病呼吸衰竭等时，应当迅速请西医诊治，因为西医的急救医疗器械和设备相对比较先进，其应急的能力也常较强，发挥作用也相对较快。而对于病情稳定的普通慢性支气管炎患者，比如慢性迁延期和临床缓解期的患者，可以采用中医药治疗，长期坚持，缓而图之。对于应用西药治疗疗效差、副作用明显者，中医药更能发挥其独特的优势。

西医西药在控制感染方面起到了很大的作用，是治疗慢性支气管炎的基础，但是也应当看到西医在慢性支气管炎治疗领域的某些方面，尤其是慢性迁延期和临床缓解期患者的防治中存在一些不足，目前世界上还没有一种根治慢性支气管炎的药物，单一用药实难控制慢性支气管炎的发展，而中医注重疾病的整体调治，也有丰富多样的非药物治疗和日常保健调养手段。采取中西医结合的方法，能综合中医、西医之长处，克服其各自的不足，较之单纯的中医或西医均有明显的优势，乃当今治疗疾病的首选方法，其疗效也最好。

需要说明的是，现在中医院的治疗手段已不是过去单纯意义的中医药治疗，中医院的抢救治疗设备、西医水平已有较大提高，在多数情况下是采取中西医结合的方法治疗。所以，慢性支气管炎患者看西医或是看中医都可以，中西医结合更是不错的选择，关键在于根据自己的具体情况而定。

二、为什么"医生"不要自己当？

咨询：我今年56岁，是个农民，患慢性支气管炎已3年，知道一些慢性支气管炎防治知识，所以经常自己到药店买消炎止咳西药吃，前几天与我们村卫生室的村医谈起这事时，村医说有病一定要找医生看，千万不可自己当医生，请问**为什么"医生"不要自己当？**

解答：这里首先告诉您，村医的话是正确的，有病一定要找医生看，切不可自己当医生。我国有句老话，叫"久病成医"，其实这句话并不对，久病未必成医，"医生"不要自己当，作为患者，不懂装懂，自作主张买药治病，很容易耽误病情，甚至引发严重的后果。

就慢性支气管炎、冠心病、高血压病、糖尿病等诸多慢性病患者来说，患病久了，或许对某一种疾病了解的较多，但慢性病（久病）一般都会引发全身系统的其他病症，如高血压，可涉及心、脑、肾等诸多器官，慢性支气管炎、冠心病、糖尿病等也是如此，这些慢性病往往不是单纯的，您了解这个病的一般知识，对其他疾病未必了解。另一方面，具体到每一个患者，其病情也不一样，同样的症状其形成原因不一定相同，不同的原因可引起相似甚至相同的症状，这些都是普通患者难以了解的。有些患者认为发烧、头痛之类的小毛病不用去医院，过几天就扛过去了,或者自己买点药吃就行,或者看了一些医学书籍自己下药就行了,但发烧、头痛以及疲劳、乏力等轻微的症状是许多疾病都能出现的症状,看似轻微也许是许多严重疾病的早期表现,不经过检查就不得而知,没有经验就难以做出正确的判断。况且是药三分毒,用药不当不仅难以取得应有的疗效,也很容易出现不良反应,甚至造成严重后果,用药的方法和用量也是根据病情的变化而有所不同的,有关药物的知识,没有经过专业学习训练者也是无法掌握的。

有一个典型的病例,有一位年轻人,隔三岔五地出现发热、头痛,自以为是经常感冒引起的,身上就常带着维C银翘片之类的感冒药,一出现发热、头痛就服用,开始很是有效,后来服用这些药也不起作用了,并且头痛的剧烈,还伴有呕吐,才在家人的劝说下到医院就诊,经检查CT证实患有脑瘤。由于他自作主张,没有及时就医,延误了治疗的最佳时机,这个教训是惨重的。这从一个侧面说明了有病及时就医的重要性,切记医生不要自己当。

三、西医专家给患者开的中成药可信吗?

咨询:我今年64岁,患有慢性支气管炎,一直服用西药治疗,前几天因咳嗽、咳痰到医院就诊,找的呼吸科专家,他开的是中成药祛痰止咳颗粒,我有点不放心,问了几位病友,其他的西医专家也都开过中成药,请问**西医专家给患者开的中成药可信吗?**

解答:的确,用于治疗疾病的中成药品种繁多,正像您说的那样,有很多西医专家在临床上使用中成药,也有一些患者像您一样,有"西医专家给我开的中成药可信吗"的疑问,这里可以负责任地告诉您,西医包括西医专家开中成药并无不妥,有经验的西医医生所开的中成药是可以放心使用的。

中成药是在中医药理论指导下，以中药材为原料，按照规定的处方、生产工艺和质量标准生产的制剂。中成药能否正确使用，关键在于对患者的病情能否做出正确的辨证论治。目前在我国，中医院校的教学中会融入西医的内容，西医院校的教学中也都会有中医课程的设置，而且在大力提倡中西医结合的今天，西医在临床中会不断学习中医方面的知识，中医也会进一步掌握西医方面的技术。不论是西医医生还是中医医生，可以说绝大多数都是即会中医也能西医的。就治疗慢性支气管炎来说，有很多中成药，比如祛痰止咳颗粒、慢支紫红丸、枇杷止咳糖浆等，确实有显著的疗效，应用也十分普遍，临床中不论中医还是西医都在用，这些药都经过严格的临床试验，在治疗慢性支气管炎中起着重要作用。

作为医生，在用药方面是十分谨慎的，用某种药物一定有应用的道理，既然西医能给您开这种中成药，说明他既掌握了这种药的功效和适应证，又知道您的病情，同时您的病情是适合用这种中成药的，因此西医所开的中成药是不用怀疑的、是可信的，有经验的西医医生所开的中成药是可以放心使用的。

四、能用广告上宣传的药物或保健品治疗慢性支气管炎吗？

咨询：我最近时常咳嗽、咳痰，有时还气喘，昨天到医院就诊，经检查确诊为慢性支气管炎，看到电视上、网络上有很多关于药物、保健品治疗慢性支气管炎的广告，很想试一试，但是心里又不踏实，请您告诉我**能用广告上宣传的药物或保健品治疗慢性支气管炎吗？**

解答：慢性支气管炎是一种临床常见的呼吸系统疾病，电视上、网络上确实有很多关于药物、保健品治疗慢性支气管炎的广告，他们把这些药物、保健品治疗慢性支气管炎的疗效说的都很好。作为缺少医学知识的患者，谁都想试一试。您患有慢性支气管炎，想试一试，但是心里又不踏实，这种心情是可以理解的。我要告诉您的是，切不可盲目用广告上宣传的药物或保健品治疗慢性支气管炎，这样做很容易耽误病情，引发意外事件。

目前，在报纸、广播、电视以及网络媒体等大众媒体上，有大量缺乏科学证据的药物广告，这些广告把他们要宣传的某种药物说得天花乱坠，而国家规定有关药物是不允许在大众媒体上做广告的，所以从广告上获取的用药信息往往是不科学的。有关药物的信息不应通过广告来获得，只能来自医生科学的指导，用广告上宣传的药物治疗慢性支气管炎是治疗疾病的误区，是不可取的。至于保健品，是指适宜于特定人群食用的具有特定保健功能的食品，保健品是普通食品中的一类，它与药品的根本区别在于保健品是不能用直接用于治疗疾病的，更不能用来代替药品，声称某种保健品可用来治疗疾病，本身就是一种误导，是不科学的。

人们常说无利不早起，很多广告宣传不仅过分夸大药物的作用和疗效，还不切实际地说保健品可治疗许多疾病，同时宣称这些药品、保健品没有任何副作用，让患者放心使用，其目的就是为了欺骗患者，获取不正当利益。用什么药物治疗疾病，应从有经验的医生那里找答案，用广告上宣传的药物、保健品治疗疾病，其安全性是得不到保证的，是极其有害的，所以在您用广告上宣传的药物、保健品治疗慢性支气管炎前，一定要三思，以免上当。

五、慢性支气管炎的治疗原则是什么?

咨询:我最近一段时间时常咳嗽、咳痰，通常是晚上加重，今天到县医院就诊，经检查诊断为慢性支气管炎，正在服药治疗，听说慢性支气管炎可分为急性发作期、慢性迁延期和临床缓解期，其治疗是有一定原则的，我要咨询的是**慢性**

支气管炎的治疗原则是什么?

解答: 正像您所听说的那样,慢性支气管炎可分为急性发作期、慢性迁延期和临床缓解期,其治疗是有一定原则的。下面简单介绍一下慢性支气管炎的治疗原则,希望对您有所帮助。

慢性支气管炎的转归和预后是由其病理组织学改变决定的,由于慢性支气管炎的病理改变是非特异性的、不可逆的器质性变化,因此慢性支气管炎是不能根治的,而且随着呼吸道的反复感染,病情呈逐渐加重的趋势,最终并发阻塞性肺气肿、肺源性心脏病和呼吸衰竭等严重疾病。

慢性支气管炎的治疗原则在其病程的不同时期是不同的,临床中应针对慢性支气管炎的病因、病期和反复发作的特点,采取防治结合的措施。在急性发作期和慢性迁延期,其治疗原则是控制感染、祛痰、止咳及解痉平喘,可口服、静脉滴注用药,还可配合气雾疗法,必要时也可采取中西医结合的治疗方法。在临床缓解期,其治疗原则是扶正固本,增强体质,提高机体抵抗力,预防复发,应加强体育锻炼,注意防寒保暖,重视感冒的防治,在加强运动锻炼的同时,可配合一些内服、外用中药,也可采取针灸、按摩、敷贴疗法进行调养,当然还可进行冬病夏治。另外,还应教育患者提高与慢性疾病做斗争的信心,让患者自觉戒烟,避免及减少接触各种诱发因素。

六、慢性支气管炎急性发作期应怎样治疗?

咨询: 我患有慢性支气管炎,最近 1 周不仅咳嗽、咳吐黄稠痰,还有胸闷、气喘的感觉,服用 3 天消炎止咳药,一点效果也没有,今天到县医院就诊,医生说我这种情况属于慢性支气管炎急性发作,应当及时治疗,我想了解一下**慢性支气管炎急性发作期应怎样治疗?**

解答:医生说的没错,慢性支气管炎急性发作时,应当及时治疗。慢性支气管炎急性发作期的治疗,应从控制感染、祛痰止咳、解痉平喘三方面入手,必要时可选用雾化吸入疗法。

1. 控制感染

急性发作期主要是由于呼吸道急性感染诱发的,病毒、支原体、细菌均可成为急性感染的致病体,细菌感染常为主要的继发感染因素。应视感染的主要致病菌和严重程度,或根据病原菌的药敏试验结果选择有效的抗生素进行治疗,病情较轻者可口服,较重者可肌内注射或静脉滴注。常用的抗生素有青霉素、红霉素、氨基甙类、喹诺酮类、头孢菌素类等。在急性感染彻底控制后应及时停用抗生素,以免长期应用引起副作用,如菌群失调、二重感染以及细菌产生耐药性等。中药也有较好的治疗作用,可与西药配合应用,也可单独使用。

2. 祛痰止咳

对急性发作期患者在抗感染治疗的同时应配合祛痰及止咳药,以改善症状,迁延期患者尤应坚持用药,以避免病情反复。常用的药物有氯化胺合剂、溴己新、枸橼酸维静宁等,中药也有较好的祛痰止咳作用,可根据病情选用。对年老体弱无力咳痰者或痰量较多者,应以祛痰为主,协助排痰,畅通呼吸道,应避免应用中枢镇咳剂,以免因抑制中枢神经而加重呼吸道阻塞,产生并发症,导致病情恶化。

3. 解痉平喘

解痉平喘是消除慢性支气管炎患者喘息症状行之有效的方法,通常可选用氨茶碱、特布他林等口服,或用沙丁胺醇等吸入剂,若气道舒张剂使用后气道仍有持续阻塞,可使用皮质激素,长期使用激素可产生诸多不良反应和并发症,因而应严格掌握其适应症,在医生的指导下谨慎使用。

4. 雾化吸入疗法

雾化吸入疗法是用抗生素、支气管扩张药、痰液溶解剂、激素或中药制剂,单用或混合配制成药液,使药液随雾化器产生微粒随呼吸进入气道而直达细支气管远端部乃至肺实质而起到治疗作用的一种方法。由于起雾量大,微粒小而均匀,温度适宜,能吸入呼吸道深部发挥有效的局部治疗作用,因而往往能获得非常好的治疗效果。雾化药物应在医生的指导下根据病情需要选用。

七、慢性支气管炎缓解期是否需要治疗? 怎样治疗?

咨询:我最近时常咳嗽、咳痰,经检查诊断为慢性支气管炎,自从患病后,我比较关注慢性支气管炎的防治知识,我知道慢性支气管炎有临床缓解期,有人说缓解期需要治疗,还有人说缓解期不需要治疗,请您告诉我**慢性支气管炎缓解期是否需要治疗? 怎样治疗?**

解答:这里首先告诉您,慢性支气管炎确实有临床缓解期,缓解期同样需要治疗。慢性支气管炎是一种反复发作、迁延难愈的疾病,临床上通常把病情自然缓解或经治疗后症状基本消失,或偶有轻微咳嗽和少量痰液并保持 2 个月以上者称为慢性支气管炎的缓解期。

缓解期也是慢性支气管炎治疗的重要阶段,合理有效的治疗可以减少急性发作的频率和减轻临床症状,防止病情恶化和发展。慢性支气管炎缓解期的治疗应在增强体质,提高机体抗病能力,预防慢性支气管炎复发上下功夫,可采取以下措施。

1. 坚持体育锻炼

在医生的指导下坚持体育锻炼,特别是耐寒锻炼,进行必要的康复训练,可增强体质,改善肺功能,提高机体抗病能力,预防和减少急性发作的概率,防止病情的进一步发展。

2. 继续药物治疗

一部分急性发作期的慢性支气管炎患者,经过一段时间的药物治疗后,可转入缓解期,这时候咳、痰、喘、炎四种症状基本消失,但这不等于其支气管内的病理改变已经完全恢复正常,还应继续服药治疗一段时间以巩固之。

3. 重视防治感冒

感冒可使处于缓解期的慢性支气管炎旧病复发,重视感冒的防治工作,采取切实可行的措施进行预防或及时治疗是十分必要的。

4. 进行免疫治疗

采取主动免疫和被动免疫的治疗措施进行免疫治疗,以增强机体抗病能力,有助于减少慢性支气管炎急性发作的频率和防止病情进一步发展。可用气管炎菌苗、卡介苗素等进行主动免疫治疗,也可给予核酪、胸腺肽等进行被动免疫治疗,使机体对外界不良刺激的抵抗力增强。

5. 合理选用中药

中医药在慢性支气管炎缓解的治疗较西医有较大的优势,可根据病情的需要辨证地选用扶正固本作用的中药进行防治,也可采用冬病夏治的手段进行治疗,达到扶正祛邪的目的,预防或减少慢性支气管炎的急性发作。

八、什么是湿化治疗?慢性支气管炎在什么情况下需要进行湿化治疗?

咨询:我是退休工人,也是慢性支气管炎老病号,最近不仅频繁咳嗽、咳吐黄痰,痰还黏稠不易咳出,用了 1 周消炎祛痰止咳药,效果并不明显,今天到医院就诊,医生建议配合湿化治疗,我想知道**什么是湿化治疗?慢性支气管炎在什么情况下需要进行湿化治疗?**

解答:所谓湿化治疗,是指应用湿化器将溶液或水分散成极细微粒,以增加吸入气体中的湿度,使呼吸道和肺吸入含足量水分的气体,从而湿润气道黏膜,稀释痰液,保持黏膜纤毛正常运动和廓清功能的一种物理疗法。

慢性支气管炎患者在吸入的气体过于干燥,痰液黏稠不易咳出,咳痰困难,以及进行机械通气时,需要进行湿化治疗。临床常用的湿化装置有气泡式湿化器、热湿交换器、加热"主流式"湿化器以及雾化器等,常用的湿化剂有蒸馏水、高渗盐水、生理盐水等。在湿化治疗的过程中,应注意以下几点。

(1)不宜湿化过度:湿化过度可使气道阻力增加,甚至诱发支气管痉挛,加重二氧化碳潴留。

(2)防止水潴留:水潴留过多,可增加心脏负担,有心肾功能不全者更易发生。

(3)保持适宜的湿化温度:湿化温度 $<30℃$ 或 $>40℃$ 均会使支气管黏膜纤毛运动减弱或消失,甚至诱发哮喘发作和高热反应。

(4)防止痰痂阻塞气道:黏稠痰痂经湿化后可膨胀或脱落,进一步加重气道阻塞,此时可转动患者体位,叩拍其背部或用导管吸痰,以利痰液排出。

(5)其他:湿化装置应定期消毒,防止交叉感染,同时还要加强患者的口腔护理。

九、慢性支气管炎是否需要一直应用抗生素?

咨询:我最近时常咳嗽、咳痰,经检查诊断为慢性支气管炎,我以为治疗慢性支气管炎就应当一直应用抗生素,今天听村医说治疗慢性支气管炎并不需要一直应用抗生素,人们在抗生素的使用上存在一些误区,我要咨询的是**慢性支气管炎是否需要一直应用抗生素?**

解答：有相当一部分慢性支气管炎患者和您一样，认为治疗慢性支气管炎就应当一直应用抗生素，有些患者还有自行购买抗生素服用以控制感染的习惯，在抗生素的使用上确实存在一些误区。

首先，慢性支气管炎患者并不需要一直应用抗生素，是否应用抗生素应根据病情的需要来定。慢性支气管炎患者在缓解期和慢性迁延期，如果没有明显感染发生，以预防病情反复为主，如通过体育锻炼增强体质，可遵照医嘱服用一些药物，但不需要继续服用抗生素。在急性发作期，为控制感染，防止病情进一步发展，可酌情选择应用合适的抗生素进行治疗。必须注意的是，使用抗生素应做到准确（针对致病菌选用）、足量（使用足够量，切忌总量不足或小剂量多次服用，以免影响效果）、全程（药物的运动必须持续增长一定时间，具体视病情而定）和短时（不宜长久应用）。

慢性支气管炎患者应用抗生素存在的常见认识误区有以下几个方面：

（1）擅自"预防性用药"，很多患者一旦感到不适，便擅自服用抗生素，美其名曰"预防性用药"，希望能够及时阻止病情加重；

（2）"青睐"打点滴（静脉输液），有些慢性支气管炎患者认为打点滴比口服给药起效快，疗效更为显著，因此常向医生要求打点滴；

（3）随意加大抗生素的用量，随着抗生素用药时间的延长，疗效逐渐降低，有一些"老慢支"患者便随意加大抗生素用药的剂量，以致引发诸多的不良反应；

（4）随意选用或混用抗生素，一些慢性支气管炎患者认为只要是抗生素就有治疗作用，在不经医生指导、未经检查的情况下凭自己所谓的经验胡乱选用抗生素，甚至多种药物堆积使用，导致药物疗效下降，甚至出现多重感染。

合理使用抗生素是取得好的疗效，避免不良反应的关键所在，一定要切记。

十、慢性支气管炎并发感染时怎样合理使用抗生素？

咨询：我患有慢性支气管炎，最近 1 周不仅咳嗽、咳吐黄稠痰，还有气喘的感觉，今天到医院就诊，医生说是慢性支气管炎并发感染了，建议我使用抗生素，听说治疗慢性支气管炎并发感染时应合理使用抗生素，请问**慢性支气管炎并发感染时怎样合理使用抗生素？**

解答：在一般情况下，慢性支气管炎患者无须经常使用抗生素，但是感染是致使慢性支气管炎病情加重和发展的重要因素，抗感染是治疗慢性支气管炎的重要措施之一。慢性支气管炎患者在合并感染时，必须及时合理地使用抗生素，以控制病情。慢性支气管炎合并感染时要做到合理使用抗生素，必须注意以下几点：

1. 严格掌握适应证：

病毒感染或发热原因不明者不应轻易应用抗生素治疗，尤其是上呼吸道感染有一半是单纯病毒感染，对症治疗和使用清热解毒类中药治疗，更为有效。

2. 合理选择抗生素

一般感染应用抗生素抗菌谱不宜太广，剂量应充足但不可过大，疗程不宜太长，以免致使二重感染。

3. 联合用药要恰当

联合用药应有明确指征、要恰当，联合用药的目的是防止细菌发生急性耐药，治疗已知的严重混合感染，增加抗生素的活性，扩大抗菌谱，不能盲目增加抗生素药物的剂量。

4. 要重视药敏试验

有条件时应及早进行病原学检查，确立病原学诊断，进行药物敏感试验，以指导合理地选择应用抗生素。

5. 勿损伤肝肾功能

用药切记尽可能避免损伤肝肾功能。肝病及肝功能减退的慢性支气管炎患者,应慎用在肝内代谢、经肝胆系统排泄或对肝脏有损害的药物。多数抗生素主要经肾脏排泄,肾功能不全患者应根据药物代谢过程、毒性大小、排泄途径调整剂量或给药间隔时间,慎用氨基甙类药物。

6. 避免预防性用药

实践证明应用抗生素预防呼吸道感染并不能达到预期的目的,反而会引起耐药菌株的感染和二重感染。因为呼吸系统感染的致病菌很多,企图以一两种抗生素来阻止多种细菌侵入往往是不可能的。因此,呼吸系统感染的预防应着重于提高机体免疫力和防御功能。

7. 谨慎选局部用药

应谨慎地选用局部用药,经皮肤或黏膜局部应用抗生素,往往不能达到预期效果,反而容易促使耐药菌的产生,引起变态反应。

十一、治疗慢性支气管炎并发感染常用的抗生素有哪些?

咨询:我是慢性支气管炎老病号,最近因受凉感冒病情复发加重了,不仅频繁咳嗽、咳吐黄稠痰,还发低烧,医生说是并发感染了,让我使用抗生素,听说治疗慢性支气管炎并发感染的抗生素有很多,我想了解一下**治疗慢性支气管炎并发感染常用的抗生素有哪些?**

解答:的确,治疗慢性支气管炎合并感染的抗生素有很多。常用的治疗慢性支气管炎合并感染的抗生素有青霉素类、头孢菌素类、磺胺类、大环内酯类、喹诺酮类以及氨基甙类等。

1. 青霉素类

青霉素类药物是一类干扰细菌壁合成的杀菌剂，属 β - 内酰胺类抗生素，也是目前临床应用最广泛的抗生素，此类抗生素的共同特点是对革兰阳性细菌有强大的抗菌作用，是治疗呼吸道感染的首选药物之一。青霉素类主要药物有青霉素 G、阿莫西林、氨苄西林、苯唑西林、哌拉西林等。青霉素类药物最常见的副作用是过敏反应，表现为药疹、药物热及严重的过敏性休克等，有过敏史者不禁用，无过敏史或初次使用者均应按要求进行过敏试验，以确保用药安全。

2. 头孢菌素类

头孢菌素类的特点是抗菌谱广、耐酶、疗效高和毒性低，缺点是对肠球菌作用差。头孢菌素类常用的药物有头孢唑啉钠、头孢氨苄、头孢噻肟钠等，应用头孢菌素类药物应注意其与青霉素类有 6% ~ 9% 的交叉过敏性，对青霉素过敏或过敏体质者应慎用，对头孢菌素过敏者禁用。

3. 磺胺类

磺胺类药物的抗菌谱较广、吸收迅速，对多种细菌均有抗菌作用，常用的药物有磺胺嘧啶和复方新诺明。磺胺类的常见不良反应主要有恶心、呕吐等胃肠道反应，多可自行消失，也有皮疹、粒细胞减少、过敏等不良反应。

4. 大环内酯类

大环内酯类的主要抗菌谱为革兰阳性菌、军团菌、支原体、衣原体、厌氧菌等，常用的药物有红霉素、螺旋霉素、麦迪霉素等。

5. 喹诺酮类

喹诺酮类抗生素是以细菌的脱氧核糖核酸为靶，通过选择性抑制 DNA 回旋酶，造成染色体不可逆损害而使细菌细胞不再分裂而达到杀菌的目的。常用的喹诺酮类抗生素有诺氟沙星、吡哌酸、氧氟沙星、环丙沙星等。喹诺酮类药物的不良反应主要有恶心呕吐、上腹部不适、头痛头晕等，本类药物还可影响软骨发育,所以孕妇和未成年儿童应避免使用。

6. 氨基甙类

氨基甙类抗生素抗菌谱广,对革兰阴性杆菌及一些革兰阳性菌均具有抗菌活性,对肠道细菌感染尤其有效,对一些比较耐药的致病菌如绿脓杆菌也有相当的抗菌作用。常用的氨基甙类药物有链霉素、庆大霉素、妥布霉素等,氨基甙类抗生素是毒性较强的一类药物,肾毒性、耳毒性较大,年龄大及肾功能减退患者应避免使用。

十二、为什么慢性支气管炎应谨慎使用止咳药?

咨询:我今年63岁,在汽车修配厂工作,患有慢性支气管炎,近1周来频繁咳嗽,咳吐稀白痰,我本想自己到药店购买止咳药服用,以缓解症状,可药师说慢性支气管炎应谨慎使用止咳药,让我找医生咨询就诊,我想知道**为什么慢性支气管炎应谨慎使用止咳药?**

解答:这里首先告诉您,慢性支气管炎患者确实应当谨慎使用止咳药。咳嗽是慢性支气管炎患者最常用的症状,轻微而不频繁的咳嗽有助于清除气管内的痰液或异物,有利于感染的控制,但剧烈而频繁的咳嗽不仅使患者感到痛苦,长期如此还可引起骨骼肌肉疼痛、头痛、疲劳、咽喉疼痛、失眠等,故需采用止咳药治疗。应当注意的是,慢性支气管炎患者在使用止咳药时,应明确病因、明确应用的指征、明确其不良反应作用,做到谨慎合理地使用。

慢性支气管炎患者咳嗽痰多时,当以祛痰为主,如果是刺激性干咳,则可酌情运用止咳药。事实上咳嗽是机体的一种本能的保护性反射,强力的呼气可消除呼吸道中的异物及分泌液,目的是保护呼吸道的通畅和清洁。止咳药是通过阻断咳嗽反应而达到止咳目的的一类药物,对于因呼吸道局部炎症刺激或气道反应性高而引起的干咳或少痰的咳嗽,用止咳药可以减轻症状,而对于慢性支气管炎患者来说,咳嗽、咳痰常相伴随出现,痰中常有大量细菌,如不及时排除,可造成呼吸道反复感染,再者痰液潴留于气道内可使呼吸阻力增加,令患者呼吸更加费力,此时若服用止咳药无疑是有害无益的,若用药不慎甚至可导致重症患者由于痰液堵塞大气道而窒息死亡。目前常用的许多麻醉性的止咳药,如可待因糖浆等,虽然止咳作用确切明显,但由于其会抑制气道黏膜纤毛的运动,且具有成瘾性,建议慢性支气管炎患者避免使用。非麻醉性止咳药(如复方美沙芬制剂)虽无成瘾性,但因止咳作用较强,也不推荐使用。

总之,对于慢性支气管炎患者来讲,应谨慎使用止咳药。要想减轻咳嗽、咳痰症状,应该从祛除病因入手,如吸烟者应该戒烟,由于感染诱发的患者可使用抗生素,同时服用化痰药,使浓痰变稀,有利于清除。如果不听医生指导乱服止咳药,虽然咳嗽可暂时减轻,但易使大量痰液积聚在支气管内,造成气道堵塞,反而会使病情加重。

十三、临床常用的止咳药有哪些?

咨询:我生活在农村,最近时常咳嗽、咳痰,村医说是慢性支气管炎,让我服用消炎药阿莫西林和止咳药咳必清,虽然服药已 5 天,咳嗽、咳痰的症状始终没有减轻,今天再次就诊时医生让换一种止咳药,听说止咳药有很多,我要问的是**临床常用的止咳药有哪些?**

解答:尽管临床用于止咳的药物有很多,不过根据其作用部位不同总可分为两大类。一类是中枢性止咳药,它直接抑制延髓咳嗽中枢而产生止咳作用,另一类是外周性止咳药,它通过抑制反射弧中的感受器、传入神经、传出神经以及效应器中的某一环节而达到止咳效果,另外有些药物如咳快好还兼有中枢性和外周性止咳作用。临床中可根据慢性支气管炎患者的病情需要谨慎地选用止咳药。下面是临床常用的几种止咳药。

1. 可待因

可待因可直接抑制延髓的咳嗽中枢,对呼吸中枢也有抑制作用,其止咳作用迅速而强大,适用于各种原因引起的剧烈咳嗽,痰多而黏稠者不宜应用。可待因的用法通常为每次 15～30 毫克口服,口服后 20 分钟即可产生止咳作用,持续作用时间为 4～6 小时。本品反复应用可成瘾,剂量过大可引起中枢兴奋症状。

2. 美沙芬

美沙芬为中枢性止咳药,其止咳作用与可待因大致相等地,但无镇痛作用,无成瘾性和耐药性,适用于各种原因引起的剧烈咳嗽,痰多而黏稠者不宜应用。美沙芬的用法通常是每次 15～30 毫克口服,口服后 20～30 分钟产生止咳作用,持续作用时间为 4～6 小时。

3. 咳必清

咳必清对咳嗽中枢有选择性抑制作用,为非成瘾性中枢止咳药,止咳作用比可待因弱,具有局部麻醉及微弱的阿托品样作用,适用于上呼吸道感染引起支气管炎咳嗽。咳必清的用法通常是每次 25 毫克口服,1 次给药作用维持 4～6 小时。咳必清副作用较少,但青光眼及心功能不全伴有肺瘀血的患者慎用。

4. 克咳敏

克咳敏具有较强的止咳作用,并具有祛痰、平喘、抗组胺、消炎和局部麻醉等作用,适用于急、慢性支气管炎和各种疾病引起的咳嗽。克咳敏的用法通常是每次 5～10 毫克口服,口服后 30～40 分钟起效,持续作用时间为 4～6 小时。本品无成瘾性和耐药性,不良反应有困倦、嗜睡等。

5.咳快好

咳快好为非麻醉性止咳药,具有较强的止咳作用,除抑制咳嗽中枢外,尚可阻断肺－胸膜的牵张感受器产生的肺迷走神经反射,并具有罂粟碱样平滑肌解痉作用,故既是中枢性止咳药又是外周性止咳药,适用于各种原因引起的咳嗽。咳快好的用法通常是每次20～40毫克口服,口服后15～20分钟起效,持续作用时间为4～7小时。本品无耐药性和成瘾性,不抑制呼吸。

除上述药物外,甘草流浸膏、复方甘草合剂以及中成药祛痰止咳颗粒、气管炎痰喘丸等,都具有较好的祛痰止咳作用,可根据病情的需要酌情选用。中成药或中药汤剂须辨证选用,方能发挥标本兼治之效,获得疗效满意。

十四、治疗慢性支气管炎常用的祛痰药有哪些?

咨询:我朋友老刘,是慢性支气管炎老病号,前段时间咳嗽、咳痰,用的祛痰药是羧甲司坦,咳嗽、咳痰很快消失了,我也患有慢性支气管炎,最近时常咳嗽、咳痰,医生让服用的是溴己新,我知道祛痰的药物有很多,请问**治疗慢性支气管炎常用的祛痰药有哪些?**

解答:咳痰是慢性支气管炎最主要的症状之一,要消除咳痰,必用祛痰之药。痰液主要是由气管、支气管的腺体及杯状细胞所分泌的,当呼吸道发生急性炎症时,浆液腺分泌物增加,形成了多而稀的痰液,到了炎症后期或慢性炎症时,杯状细胞及浆液腺的分泌增多,痰液就变得黏稠,在呼吸道内形成积痰,应用祛痰药的目的是通常稀释痰液或液化黏痰,使之易于排出。

祛痰药能使痰液变稀(黏稠度降低),或加强呼吸道黏膜纤毛运动而使痰顺利咳出,从而减轻或消除咳痰症状。祛痰的药物有很多,治疗慢性支气管炎常用的祛痰药有氯化铵、溴己新、溴环己酰铵、羧甲司坦、盐酸氨溴索等,临床中可在医生的指导下根据病情的需要选择应用。

（1）氯化铵：主要用于痰液黏稠者。通常每次 0.3～0.6 克，每日 3 次，口服。

（2）溴己新：适用于有白色黏痰而咳出困难者。通常每次 8～16 毫克，每日 3 次，口服。

（3）溴环己酰胺：适用于急、慢性支气管炎引起的咳痰黏稠、咳出困难。通常每次 15～30 毫升，每日 3 次，口服。

（4）羧甲司坦：适用于慢性支气管炎引起的痰液黏稠、咳出困难。通常每次 0.5 克，每日 3 次，口服。

（5）盐酸氨溴索：这是一种呼吸道润滑祛痰剂，适用于急、慢性支气管炎引起的咳痰黏稠、咳出困难。通常每次 30 毫克，每日 3 次，口服。

十五、临床常用的平喘药有几类？慢性支气管炎患者如何使用平喘药？

咨询：我患慢性支气管炎已 5 年，最近时常咳嗽、咳痰，有时还气喘，通常是晚上加重，影响睡眠，医生让我服用的平喘药是博利康尼，听说临床用于慢性支气管炎的平喘药种类繁多，麻烦您给我讲一讲**临床常用的平喘药有几类？慢性支气管炎患者如何使用平喘药？**

解答：平喘药是指能缓解支气管平滑肌痉挛和扩张支气管的药物，对改善或缓解患者气促喘鸣症状大有帮助，慢性支气管炎以慢性咳嗽、咳痰、喘息为主要临床表现，在慢性支气管炎患者伴发不同程度的喘鸣气促甚至呼吸困难时，需要运用平喘药进行治疗。

临床用于治疗慢性支气管炎的平喘药种类繁多，它们各有不同的治疗机理和适用范围。临床常用的平喘药有：β 肾上腺素能受体激动剂（如博利康尼、丙卡特罗、沙丁胺醇等）、茶碱类药（如氨茶碱、二羟丙茶碱等）、抗胆碱类药（如异丙托品、阿托品等）、过敏介质阻滞剂（如色甘酸钠、色羟丙钠等）以及肾上腺皮质激素（如强的松、地塞米松等）。

平喘药不仅可解除支气管痉挛，还有抗过敏、抗炎症、抗胆碱等多种功能，所以平喘药在慢性支气管炎的长期治疗中占有重要地位，慢性支气管炎患者可根据病情的需要在医生的指导下正确选用平喘药。

当慢性支气管炎诱发哮喘时，给予上述平喘药的同时，要采取祛痰措施，可给予刺激性祛痰药或黏痰溶解药，但不宜给予止咳药，因为止咳药会影响黏痰的咳出。中度以上的哮喘发作者，在使用平喘药的同时，要积极进行抗感染治疗。

此外，不要轻易使用肾上腺皮质激素，只有当哮喘重度发作，用一般平喘药效果不佳，或患者肾上腺皮质功能衰退、体内激素水平相对不足时，才可使用，使用时需尽可能使用最小有效量，缓解期争取停用。肾上腺素类平喘药对心脏不良反应较大，可使心率加快、心肌收缩力加强、心肌耗氧量增加，因此冠心病、心肌炎和甲状腺功能亢进患者禁用此类药。

十六、慢性支气管炎患者能否使用镇静催眠药？

咨询：我今年66岁，生活在农村，是慢性支气管炎老病号，最近不仅时常咳嗽、咳痰，还伴有失眠，我本想使用镇静催眠药帮助睡眠，可村卫生室医生不让用，说慢性支气管炎患者使用镇静催眠药一定要谨慎，我要咨询的是**慢性支气管炎患者能否使用镇静催眠药？**

解答：慢性支气管炎患者多见于中老年人，有相当一部分患者伴有失眠，能不能使用镇静催眠药是普遍关注的问题。那么，慢性支气管炎患者到底能不能使用镇静催眠药呢？通常认为，慢性支气管炎早期，病情相对较轻，肺功能受损不大,也没有缺氧及二氧化碳的潴留,小剂量的短时间应用镇静催眠药应该说是安全的。但随着病情的反复发作,病情逐年加重,患者出现肺泡通气量不足,通气/血流比例失调等病理生理变化,引起缺氧和(或)二氧化碳潴留。呼吸中枢对二氧化碳变化比较敏感,稍有升高,呼吸中枢就会兴奋,使肺泡通气量增加,但当二氧化碳分压升高至 60 毫米汞柱以上时,呼吸中枢兴奋性降低,进而转为抑制,此时应用镇静催眠药是很危险的,这主要源于对中枢神经系统的抑制作用。

吗啡类药物对呼吸中枢有很强的抑制作用,能降低呼吸中枢对二氧化碳张力的反应性,抑制延脑呼吸中枢对电刺激的反应,还能抑制脑桥及延髓的呼吸调节中枢,治疗量对呼吸有抑作用,表现为呼吸频率减慢及潮气量减少,随着剂量增大其抑制作用亦加大。

巴比妥类、苯二氮䓬类亦对呼吸中枢有抑制作用,这些药物同时还可抑制咳嗽反射,使咳嗽反射减弱或消失,痰液引流不畅,通气功能进一步下降,二氧化碳进一步潴留,可诱发肺性脑病而死亡,故一般在无机械通气条件下应禁用或慎用镇静药。

但重症患者发生兴奋、烦躁、躁动不安或抽搐时,可使机体耗氧量增加,二氧化碳产生增多,加重呼吸衰竭,而且也增加治疗和护理的困难,在这种情况下,也可适当选用一些对呼吸中枢影响小、作用较快而维持时间较短的镇静药或安定药,以控制精神症状,如用 10% 水合氯醛 10～15 毫升保留灌肠,或奋乃静 2～4 毫克口服。使用中应密切观察病情的变化,及时观察血气分析,如有呼吸减弱或节律异常,二氧化碳潴留加重,应及时应用呼吸兴奋剂,对已进行机械通气者,可放心使用。

十七、慢性支气管炎患者是否可以使用糖皮质激素？

咨询:我患慢性支气管炎已7年,1周前因受凉感冒致使病情复发加重,现在不仅咳嗽、咳痰较重,还伴有低热,医生建议应用抗生素配合糖皮质激素,可我听说糖皮质激素抑制人的免疫功能,应尽可能不用,我要问的是**慢性支气管炎患者是否可以使用糖皮质激素?**

解答:这里首先告诉您,糖皮质激素类药物在呼吸系统疾病的治疗中占有非常重要的地位,慢性支气管炎患者在治疗需要时是可以使糖皮质激素的。当慢性支气管炎患者并发严重的感染导致呼吸衰竭、痰鸣气促时,以及慢性支气管炎患者在并发重症肺心病,尤其是出现呼吸衰竭时,应用糖皮质激素可发挥抗炎作用,改善通气,提高细胞对缺氧的耐受能力,减少气道分泌物,对治疗是有利的,可短期使用,常用的药物有强的松、地塞米松等。

需要说明的是,应用糖皮质激素是有一定风险存在的。在没有有效控制感染的情况下应用糖皮质激素,或长期应用糖皮质激素,可能会诱发或加重感染。在应用大剂量及疗程较长的糖皮质激素时,还可能通过抑制糖皮质功能而产生内分泌代谢的紊乱及免疫功能低下,表现为精神错乱、骨质疏松、青光眼、白内障、消化性溃疡、高血压、高血糖、脂肪分布异常(向心性肥胖)、机会性感染、结核播散等。

所以,慢性支气管炎患者在应用糖皮质激素时,要严格掌握其适应证和禁忌证,根据慢性支气管炎患者的具体情况和药物药代学情况,选择激素的剂型、剂量、给药途径和疗程的长短,做到谨慎、短期应用,以最大限度地发挥治疗效能,避免或减少其不良反应发生。

十八、慢性支气管炎患者的排痰方法有哪些?

咨询:我今年 59 岁,是建筑工人,患有慢性支气管炎,近段时间时常咳嗽、咳痰,痰黄稠量多难以咳出,听说慢性支气管炎患者有多种排痰的方法可以帮助顺利排痰,减轻咳嗽、咳痰等症状,我想进一步了解一下,请您告诉我**慢性支气管炎患者的排痰方法有哪些?**

解答:慢性支气管炎常反复发作和加重,在慢性支气管炎急性发作期间以及病情较重时,因其痰液多过于黏稠,附着于支气管壁,难以用咳嗽的方法使之自行排出,这时单纯使用止咳药物痰液不能排出反而加重病情。如有条件,慢性支气管炎患者可用超声雾化吸入法稀释痰液,当然也可使用简易蒸汽吸入法稀释痰液使之排出,以及采取走动转体法和紧急抠痰法进行排痰,以减轻临床症状和避免因痰窒息导致的悲剧发生。慢性支气管炎患者及其家属应学会蒸汽吸入法、走动转体法和紧急抠痰法等排痰方法,以备根据病情的需要随时应用。

1. 蒸汽吸入法

在慢性支气管炎发作期间,患者自感有咳痰不爽、胸闷气阻,这是因为痰液过于黏稠,附着于支气管壁,难以用咳嗽的方法使之自行排出的缘故。此时可选一保温杯,盛半杯开水,将口鼻对准杯口,反复多次用力吸入蒸气,可达到稀释痰液,将痰咳出的目的。将枇杷叶或其他有祛痰作用的中草药用水煮沸,用直径为 10 ~ 15 厘米的深杯盛半杯热药水,将口鼻对准杯口,用力吸蒸汽,待水稍冷再换热药水,反复 2 ~ 3 次,便可将痰顺利咳出。

2. 走动转体法

长期卧床,咳嗽、咳痰较重且身体也较虚弱的患者,排痰更感困难,痰液不能顺利排出,痰液不畅又可加重支气管感染,形成恶性循环,加重病情。此类患者在天气较为暖和时应鼓励到室外散步，畏惧寒冷的患者也应在室内活动，即使不能起床者也应由家属经常为其翻身、拍背，因为这些活动所造成的体位改变和肺部震动都有利于血液循环和体液循环，更利于痰液排出。

3. 紧急抠痰法

严重的慢性支气管炎伴阻塞性肺气肿的老年患者，很可能因感染严重，气管黏液、炎症渗出太多而形成大量的块状痰，容易发生痰阻。在患者发生痰阻时，家属可用餐匙柄压舌，将裹有纱布的手指伸入喉内，将阻塞的痰块抠出，以达到救急的目的。

第四章 慢性支气管炎患者这样做疗效好（中医篇）

提起中医,大家都会想到阴阳、五行、脏腑、经络、舌苔、脉象等,中医的知识深奥难懂,对疾病的认识与现代医学截然不同。本章采取通俗易懂的语言,讲解了中医是怎样认识慢性支气管炎的、中医通常将慢性支气管炎分为几种证型,以及中医治疗慢性支气管炎常用的方药、方法等,以便让大家了解中医治疗慢性支气管炎各方面的知识,帮助大家更合理地选用中医药治疗慢性支气管炎的药物和方法。

一、找中医看病前需要注意哪些细节？

咨询：我今年 58 岁，近段时间时常咳嗽、咳痰，经检查诊断为慢性支气管炎，听说中药治疗慢性支气管炎的效果不错，并且没有不良反应，准备看中医用中药治疗，我知道看中医与看西医不太一样，看中医有一些要注意的地方，请问**找中医看病需要注意哪些细节？**

解答：中医诊治疾病与西医不同，讲究"望、闻、问、切"四诊，看中医与看西医的确不太一样，有不少讲究，有很多要注意的地方。找中医看病，除了通常所说的要带齐有关的证件（如医保卡、身份证、农合本等），带着以前就诊的门诊病历、各种化验检查资料（如化验单、心电图报告单、彩超单等），以及注意空腹以便做各种检查外，还需要注意以下细节。

1. 当面就诊

中医看病需"望、闻、问、切"，四诊合参，讲究个体化辨证治疗，绝不是说一两个症状或病名便可以处方用药的，只有经过全面的诊断和细致的辨证之后，处方用药才能做到有的放矢，所以有病还是建议大家找当地有经验的医生当面诊治，打电话、发微信、通过网络找中医线上诊治疾病是不恰当的。

2. 不要化妆

在"望、闻、问、切"四诊中，望诊是诊病的首要环节，它包括望精神状态、望面部气色、望舌苔、望舌质、望唇甲等诸多方面，对正确诊断疾病非常重要，所以看病时一定要让医生看到您的"本来面目"，在看病前不要擦胭脂、抹口红、画眼线、涂指甲油等，以免掩盖病情。

3. 切莫轻易"动"舌头

望舌是中医望诊的一个重要内容，医生希望能够看到患者真实的舌苔、舌色和舌质,有些患者早晨刷牙时拼命用牙刷刮舌面,目的是想给医生看一个"漂亮"的舌头,恰恰因为这样会让病看不明白、不准确。

4. 不宜饭后就诊

饭后不但脉象多洪缓,而且舌苔变薄,舌质变红,加上有些食物容易使舌苔变色,这样会导致医生诊断出现失误,所以不宜在饭后立即就诊,就诊最好在饭后1小时以上,通常选择在上午就诊,同时早晨也不要刷牙。

5. 不要做剧烈运动

切脉也是中医诊病的重要手段,就诊前应尽量保持心情平静,避免情绪急躁和剧烈运动等因素影响切诊。若饱食、饮酒、刚参加完运动、长途步行或爬楼梯后,则需休息一定时间,待脉搏平静后再让医生诊脉。

6. 不要吃容易染舌苔的食物或药物

望舌苔、望舌质是中医诊断疾病的重要一环,就诊前不要吃容易染舌苔的食物或药物,比如牛奶、豆浆等含脂肪多的食品容易使您的舌苔变得白腻,杨梅、乌梅、橄榄等容易使舌苔变黑,咖啡、橘子以及维生素 B_2 等可使舌苔变黄,就诊前刚进热饮可使舌质变红,这些都是应当注意的,如果您已经这样做了,一定要告知医生,否则会影响诊断。

7. 不要频繁更换医生

中医治疗疾病,取效较慢,很多疾病的治疗需要一定时间、一个过程,而频繁更换医生只会造成治疗的重复。一般的慢性疾病,如果治疗 1~2 个月后仍无明显效果,可以考虑另择大夫,但一定要将以往的病历或处方保存好,以便让医生了解您的治疗情况。

8. 不要沿用过去的处方或别人的处方

有些人认为,这次的病治好了,可以把处方留着,以备将来症状再次出现时使用,或者看到别人跟自己的病情类似,便将别人的处方拿来自己用,这是不正确的,也是极其不负责任的。中医在诊治疾病过程中,非常重视个体差异,患病的原因、时间、地点、表现不同,方药都会不同。除非医生允许,请不要沿用以前的处方或他人的处方。

二、中医治疗慢性支气管炎的优势在哪里? 有什么不足?

咨询:我今年44岁,是货车司机,最近时常咳嗽、咳吐黄黏痰,每于晚上加重,经检查诊断为慢性支气管炎,我相信中医,准备用中医的方法治疗,听说中医治疗慢性支气管炎既有优势,也有其不足,我想知道**中医治疗慢性支气管炎的优势在哪里? 有什么不足?**

解答:中医在治疗慢性支气管炎方面较西医单纯应用药物治疗有一定的优势,主要表现在强调整体观念和辨证论治,且具有丰富多样的治疗、调养手段,这些手段效果显著,不良反应少、便于长期应用。这些优势使得中医治疗方法深受广大慢性支气管炎患者的欢迎。

1. 强调整体观念和辨证论治

中医认为人是一个有机的整体,疾病的发生是机体正气与病邪相互作用、失去平衡的结果,慢性支气管炎的出现更是如此,中医治疗慢性支气管炎应是在重视整体观的前提下辨证论治。辨证论治是中医的精华所在,同样是慢性支气管炎,由于发病时间、地区以及患者体质不同,或处于不同的发展阶段,所表现的证不同,因而治法也不一样,所谓"证同治亦同,证异治亦异"。切之临床,慢性支气管炎有急性发作期、慢性迁延期和临床缓解期之不同,有诸多证型存在,辨证论治使治疗用药更具针对性,有助于提高临床疗效。

2. 具有丰富多样的调治手段

中医有丰富多样的调治手段,除药物治疗外,还有针灸、按摩、拔罐以及饮食调理、情志调节、运动锻炼、起居调摄等调治方法，在重视药物治疗的同时，采取综合性措施，配合以针灸、按摩以及饮食调理、情志调节、起居调摄等方法进行调治，以发挥综合治疗的优势，是改善及消除慢性支气管炎患者咳嗽、咳痰、气喘等自觉症状，阻止其病情进一步发展，防止慢性支气管炎演变成阻塞性肺气肿、慢性肺源性心脏病等的可靠方法，也是现今中医治疗慢性支气管炎的常用方法。

中医治疗慢性支气管炎虽有诸多优势，但也有其不足。中医擅长疾病的康复调养，对处于慢性迁延期和临床缓解期之病情较为稳定的慢性支气管炎患者，较西医治疗有较大的优势，但对于处于急性发作期，出现肺气肿、肺源性心脏病以及呼吸和循环衰竭等病情急重的患者，其抢救手段较西医明显缺乏，中医擅长慢性病而缺少应对急重症治疗手段的情况并没有彻底改观，慢性支气管炎出现危急重症的治疗通常还是以西医为主，中医处于从属的地位。

因此，各取其所长，采用中西医结合的方法，是治疗慢性支气管炎最有效的手段。

三、中医是如何认识慢性支气管炎的病因病机的？

咨询：我近两个月来时常咳嗽、咳吐黄黏痰，有时还气喘，经检查诊断为慢性支气管炎，正在服用中药治疗，我知道中医和西医不同，中医对慢性支气管炎的发病机制有独特的认识，想了解一些这方面的知识，我要咨询的是**中医是如何认识慢性支气管炎的病因病机的？**

解答：正像您所知道的那样，中医和西医不同，中医对慢性支气管炎的发病机制有独特的认识。慢性支气管炎是现代医学的病名，中医典籍中虽没有这个病名，但对于本病的症状描述和防治方法却早有记载。由于历史条件的限制，古代没有 X 线摄片、CT 等检查设备，也不能检查血常规，而是以四诊、辨证的方法，根据患者主诉症状及舌苔、脉象等体征，分析它的发病原因以确定病名，或者择其主要的证候作为病名。根据慢性支气管炎的临床表现和病程演变，慢性支气管炎可归属于中医学"咳嗽""喘证""咳喘"等病证的范畴，并与"肺胀""痰饮"等病证有一定的内在联系，其中以"咳嗽"论述者最多。

中医认为慢性支气管炎的病位主要在肺，与肺、脾、肾三脏密切相关，其发病原因有外感和内伤两个方面，外邪侵袭和内脏功能失调影响肺卫功能，从而导致一系列病理变化，肺失清肃，壅遏不宣，肺气上逆而出现咳嗽、咳痰、气喘诸症状。外感多因肺的卫外功能减退或失调，以致在天气冷热失常、气候突变的情况下，六淫外邪或从口鼻而入，或从皮毛而受，侵袭肺系，引起肺失宣肃，肺气上逆而出现咳嗽、咳痰、气喘等症状。内伤则为脏腑功能失调，多由内邪干肺或肺脏自病所致，如情志刺激，肝失条达，气郁化火，循经上逆犯肺；或饮食不当，致使脾失健运，痰浊内生，上干于肺；或肺系多种疾病迁延不愈，肺脏虚弱，阴伤气耗等，均可引起咳嗽、咳痰、气喘等症状。

由于外邪性质的不同和素体强弱、阴阳偏盛、脏腑功能失调的差异，在证候表现上有风寒、风热、燥热、痰湿、痰热、肺气虚、肺阴虚、脾虚湿盛等诸多不同，同时外感与内伤常相互影响，实证、虚证与虚实夹杂之证均可见到。慢性支气管炎平时以本虚为主，复感外邪则虚中夹实，若屡屡频发，则肺肾虚损日趋严重，形成恶性循环，病势渐深。正气不足，外邪侵袭，引动伏痰壅肺，这是慢性支气管炎反复发病、急性发作的主要病理机制。

四、中医通常将慢性支气管炎分为几种证型？

咨询：我患有慢性支气管炎，不仅咳嗽、咳痰，有时还气喘，吃了不少西药，效果都不太好,听说中医辨证分型治疗效果不错,前些天又看了中医,中医大夫说属于痰湿阻肺,服用了 1 周的中药,情况好多了,我想了解一下**中医通常将慢性支气管炎分为几种证型?**

解答:您问的这个问题有很多慢性支气管炎患者都问过,中医的特色就是整体观念和辨证论治,中医治疗慢性支气管炎是根据不同患者的不同病情,也就是不同的分型来辨证治疗的,的确效果不错。

慢性支气管炎有急性发作期、慢性迁延期和临床缓解期之不同,根据其发病机制和临床表现的不同,中医通常将其分为风寒犯肺型、风热袭肺型、燥热伤肺型、痰湿阻肺型、痰热壅肺型、表寒里热型、外寒内饮型、肺脾两虚型以及肺肾两虚型 9 种基本证型。

1. 风寒犯肺型

主要表现为喉痒咳嗽,喘急痰多,痰白而稀,恶寒发热,头痛鼻塞,肢体酸楚,舌质淡,苔薄白,脉浮紧。

2. 风热袭肺型

主要表现为咳嗽,咽痛喉燥,咳痰不爽,痰黏稠或黄稠,常伴有发热微恶风、头痛肢楚,鼻流浊涕,舌质红,苔薄黄,脉浮数。

3. 燥热伤肺型

主要表现为干咳无痰,或痰少不易咳出,或见痰中带有血丝,鼻燥咽干,咳甚则胸痛,或有恶寒、身热等表证,舌尖红,苔薄黄,脉数或浮数。

4. 痰湿阻肺型

主要表现为咳嗽痰多,痰白而黏,气短或伴有喘促,胸脘痞闷,纳差腹胀,舌质淡,苔白腻,脉弦滑。

5. 痰热壅肺型

主要表现为发热或不发热,咳逆气急,痰多黄稠,不易咳出,胸闷气短,甚至喘促,呼吸困难,咽痛口干,大便秘结,小便短黄,舌质红,苔黄厚,脉滑数。

6. 表寒里热型

主要表现为咳嗽音嘎,咳而不爽,咳引胸痛,痰吐黏稠,喘逆上气、息粗,伴有恶寒鼻塞、口渴咽痛、发热身痛、有汗或无汗,舌质红,苔薄白或黄,脉浮数。

7. 外寒内饮型:

主要表现为咳嗽气喘,喉中痰鸣,痰白多泡沫,无汗恶寒,口不渴或口干不欲饮,身体疼痛而沉重,甚则肢体浮肿,舌质淡,苔白滑,脉弦紧。

8. 肺脾两虚型

主要表现为痰多、痰白或微黄,每遇风寒咳痰或咳喘发作加重,脘痞腹胀,纳差便溏,自汗气短,神疲乏力,易感冒,舌质淡,苔薄白,脉沉细或滑。

9. 肺肾两虚型

主要表现为咳嗽吐痰,痰稀色白,时而喘促,动则加剧,面色暗淡,纳差脘痞,形瘦便溏,形寒肢冷,腰膝酸软,舌质淡,苔白滑,脉沉细无力。

五、治疗慢性支气管炎著名的方剂有哪些?

咨询:我最近时常咳嗽、咳痰,每于晚上加重,经检查诊断为慢性支气管炎,正在服用中医汤剂治疗,用的是《太平惠民和剂局方》中的苏子降气汤,听说治疗慢性支气管炎的方剂有很多,其中不乏著名者,请您给我介绍一下**治疗慢性支气管炎著名的方剂有哪些?**

解答:治疗慢性支气管炎的方剂确实有很多,这当中最著名的当数止嗽散、参苏饮、定喘汤、小青龙汤、射干麻黄汤、苏子降气汤、金水六君煎和清燥救肺汤,下面将其组成、用法、功效、主治、方解及按语介绍如下,供您参考。

1. 止嗽散(《医学心悟》)

组成:桔梗、荆芥、紫菀、百部、白前各 1000 克,陈皮 500 克,甘草 375 克。

用法:上药共研细末,每次 6 克,温开水或姜汤送服。亦可用饮片作汤剂水煎服,用量按原方比例酌减。

功效:止咳化痰,疏表宣肺。

适应证:风邪犯肺,咳嗽咽痒,或微有恶寒发热,舌苔薄白等。

方解:方中紫菀、白前、百部止咳化痰,治咳嗽不分久新,皆可取效;桔梗、陈皮宣降肺气,止咳消痰;荆芥祛风解表,甘草调和诸药,二者与桔梗配合,更能清利咽喉。诸药合用,温润和平,不寒不热,既无攻击过当之虞,大有启门驱贼之势,是以客邪易散,肺气安宁,运用得当,可治诸般咳嗽。

按语:本方以咳嗽咽痒、微有恶风发热、舌苔薄白为辨证要点。现在常用本方根据辨证加减治疗外感咳嗽、支气管炎、肺炎等。如风热咳嗽加桑叶、牛蒡子、芦根、黄芩;痰多稠黄加川贝母、桑白皮、知母;咳嗽较频加杏仁、款冬花等。

2. 参苏饮(《太平惠民和剂局方》)

组成:人参、苏叶、葛根、前胡、姜半夏、茯苓各 23 克,陈皮、桔梗、枳壳、木香、甘草各 15 克。

用法:上药共为细末,每次 12 克,加生姜 7 片,大枣 1 枚,水煎服。现多作汤剂,水煎服,用量按原方比例酌减。

功效:益气解表,宣肺化痰。

适应证:虚人外感风寒,内有痰饮,恶寒发热,头痛鼻塞,咳嗽痰多,胸膈满闷,苔白脉浮。

方解:方中人参、甘草、茯苓补气以祛邪;苏叶、葛根、生姜疏风解表;半夏、枳壳、前胡、桔梗宣理肺气,化痰止咳;陈皮、木香理气和中;生姜、大枣调和营卫。诸药配伍,共奏益气解表,宣肺化痰之功。

按语:本方以恶寒发热、咳嗽痰多、气短乏力、脉浮无力为辨证要点。现在常用本方根据辨证加减治疗感冒、咳嗽、急慢性支气管炎等。若表寒重者加葱白、荆芥、防风;气虚甚者加黄芪、白术;风寒咳嗽加麻黄、杏仁;肺火偏盛者加杏仁、桑白皮;咳痰不畅者加紫菀、款冬花;痰多壅肺者加葶苈子、白芥子。

3. 定喘汤(《摄生众妙方》)

组成:白果、麻黄、款冬花、杏仁、桑白皮、半夏各9克,苏子6克,黄芩4.5克,甘草3克。

用法:每日1剂,水煎服。

功效:宣肺降气,祛痰平喘。

适应证:风寒外束,痰热内蕴,痰多气急,痰稠色黄,哮喘咳嗽,或有恶寒发热,舌苔黄腻,脉滑数。

方解:方中麻黄宣肺散邪以平喘,白果敛肺定喘而祛痰,共为主药,一散一收,既可加强平喘之功,又可防麻黄耗散肺气;苏子、杏仁、半夏、款冬花降气平喘,止咳祛痰,共为辅药;桑白皮、黄芩清泄肺热,止咳平喘,共为佐药;甘草调和诸药,是为使药。诸药配合,使肺气得宣,痰热得清,风寒得解,则喘咳痰多诸证自除。

按语:本方以哮喘咳嗽、痰多气急、痰稠色黄、苔黄腻、脉滑数为辨证要点。现在常用本方根据辨证加减治疗急慢性支气管炎、支气管哮喘、慢性肺源性心脏病等。若痰稠咳吐不利加瓜蒌、胆南星;胸闷较甚加枳壳、厚朴;肺热重加生石膏、鱼腥草;肺气壅实、痰鸣息涌不得卧者加葶苈子、地龙。应当注意的是新感风寒,虽恶寒发热,无汗而喘,但内无痰热者,本方不宜使用。方中白果有小毒,不宜过服或久服。

4. 小青龙汤(《伤寒论》)

组成:麻黄、白芍、半夏各9克,细辛、干姜、五味子各3克,桂枝、炙甘草各6

克。

用法:每日 1 剂,水煎服。

功效:解表蠲饮,止咳平喘。

适应证:风寒客表,水饮内停,恶寒发热,无汗,喘咳,痰多而稀,或痰饮咳喘,不得平卧,或身体疼痛,头面四肢浮肿,舌苔白滑,脉浮。

方解:方中麻黄、桂枝发汗解表,宣肺平喘;白芍配桂枝以调和营卫;干姜、细辛温肺化饮,兼助麻黄、桂枝解表;半夏燥湿化痰,蠲饮降浊;五味子敛肺止咳,并防诸药温散太过而耗散肺气;炙甘草缓和药性,益气和中。诸药配合,共成解表化饮,止咳平喘之剂。

按语:本方以恶寒发热、咳嗽气喘、痰涎清稀为辨证要点。现在常用本方根据辨证加减治疗急慢性支气管炎、支气管炎哮喘、肺气肿、肺源性心脏病、胸膜炎、肾炎、过敏性鼻炎等,应当注意的是阴虚干咳、肺虚咳喘及肾虚喘促者忌用。现代药理研究证实,本方能解除支气管痉挛,并有抗组胺、抗乙酰胆碱等作用。

5.射干麻黄汤(《金匮要略》)

组成:射干、麻黄、生姜、紫菀、款冬花、半夏各 9 克,细辛、五味子各 3 克。大枣 3 枚。

用法:每日 1 剂,水煎服。

功效:温肺化饮,止咳平喘。

适应证:寒饮郁肺,咳而上气,喉中如水鸡声。

方解:方中射干消痰开结,麻黄宣肺平喘,共为主药。佐以细辛、生姜散寒行水;半夏降逆化痰;紫菀、款冬花温润除痰,下气止咳;五味子收敛肺气,与麻黄、细辛、生姜、半夏诸辛散之品同用,使散中有收,不致耗散正气;大枣安中,调和诸药,使邪祛而不伤正。诸药相配,共奏温肺化饮,止咳平喘之功。

按语:本方以咳嗽气喘、喉中痰鸣、痰多清稀、舌苔白滑、脉弦紧为辨证要点。现在常用本方根据辨证加减治疗哮喘、慢性支气管炎、肺炎等。

6. 苏子降气汤(《太平惠民和剂局方》)

组成:苏子、半夏各 75 克,当归、肉桂各 45 克,炙甘草 60 克,前胡、厚朴各 30 克。

用法:上药共研粗末,每次 6 克,加生姜 2 片,大枣 1 枚,苏叶 5 片,水煎服。亦可用饮片作汤剂水煎服,各药用量按原方比例酌减。

功效:降气平喘,祛痰止咳。

适应证:上实下虚的痰涎壅盛,喘咳气短,胸膈满闷;或腰痛脚弱,肢体倦怠;或肢体浮肿,舌苔白腻或白滑。

方解:方中苏子降气祛痰,止咳平喘,为主药。半夏、厚朴、前胡祛痰,止咳平喘,共为辅药。主辅相配,以治上实之有余。肉桂温肾祛寒,纳气平喘;当归既养血补肝,同肉桂以温补下虚,又能治咳逆上气;略加生姜、苏叶以散寒宣肺,共为佐药。甘草、大枣和中调药,是为使药。诸药合用,上下兼顾而以上为主,使气降痰消,则喘咳自平。

按语:本方以喘咳痰多、气短胸闷、动则喘甚、舌苔白滑或白腻为辨证要点。现在常用本方根据辨证加减治疗慢性支气管炎、支气管哮喘、肺气肿、肺源性心脏病等。应当注意的是,凡肺肾两虚而无邪的喘咳以及肺热痰喘之证均不宜使用本方。

7. 金水六君煎(《景岳全书》)

组成:当归、半夏、茯苓各 6 克,熟地 9 ~ 15 克,陈皮 4.5 克,炙甘草 3 克。

用法:上药加生姜 3 ~ 7 片,每日 1 剂,水煎服。

功效:滋养肺肾,祛湿化痰。

适应证:肺肾阴虚,水泛为痰,咳嗽呕恶,喘逆多痰,痰带咸味。

方解:方中当归、熟地滋养肺肾阴血,半夏、茯苓、陈皮、炙甘草、生姜取二陈汤之意以燥湿化痰,合而为剂,则燥湿不致伤阴,滋阴而不助湿。二者协调,并能和胃健脾,运化水谷,输布精微,从而肺肾并调。

按语:本方以咳嗽呕恶、喘逆多痰、痰带咸味、咽干舌燥为辨证要点。现在常用本方根据辨证加减治疗慢性支气管炎、肺炎、哮喘等。若咳喘甚者加麻黄、杏仁;痰黄黏稠者加瓜蒌皮、桑白皮、贝母;表虚者加黄芪、白术、防风。

8.清燥救肺汤(《医门法律》)

组成:冬桑叶9克,石膏8克,人参、杏仁各2克,甘草、胡麻仁、阿胶、枇杷叶各3克,麦冬4克。

用法:每日1剂,水煎服。

功效:清燥润肺。

适应证:温燥伤肺,头痛身热,干咳无痰,气逆而喘,咽喉干燥,鼻燥,胸满胁痛,心烦口渴,舌干无苔,脉虚大而数。

方解:方中以冬桑叶为主,清宣肺燥;以石膏、麦冬为辅,一则清肺经之热,二则润肺金之燥;如此配合,宣中有清,清中有润,石膏虽质重沉寒而量少,故不碍桑叶轻宣之性。余药皆为佐药,杏仁、枇杷叶利肺气,使肺气肃降有权;阿胶、胡麻仁润肺养阴,使肺得濡润之性;人参、甘草益气和中,使土旺金生,肺气自旺。诸药相伍,燥邪得宣,气阴得复,而奏清燥救肺之功,故以清燥救肺名之。

按语:本方以身热头痛、干咳无痰、气逆而喘、咽干鼻燥、胸满心烦、舌干无苔、脉虚大而数为辨证要点。现在常用本方根据辨证加减治疗急慢性支气管炎、肺炎恢复期、失音等。若身热较甚加栀子;阴虚血热加生地;津伤口渴加天花粉、玉竹、沙参;咯血加侧柏叶、仙鹤草、白及等。

六、慢性支气管炎急性发作期和慢性迁延期中医怎样辨证治疗?

咨询:我最近时常咳嗽、咳痰,经检查诊断为慢性支气管炎,我相信中医,听说根据慢性支气管炎急性发作期和慢性迁延期的表现不同进行辨证分型,再按证型选用中药汤剂,治疗效果较好,想进一步了解一下,请您告诉我**慢性支气管炎急性发作期和慢性迁延期中医怎样辨证治疗?**

解答:辨证论治是中医的特色和优势,有什么样的证型就要用什么药,也就是说药证要相符,方能取得好的疗效。慢性支气管炎在急性发作期和慢性迁延期临床症状较为明显,根据其发病机制和临床表现的不同进行辨证分型治疗,是中医的特色和优势。

中医通常将慢性支气管炎急性发作期和慢性迁延期分为风寒犯肺型、风热袭肺型、燥热伤肺型、痰湿阻肺型、痰热壅肺型、表寒里热型、外寒内饮型、肺脾两虚型以及肺肾两虚型9种基本证型进行辨证治疗,下面给您简要介绍一下选方用药,供您参考。

1. 风寒犯肺型

主证:喉痒咳嗽,喘急痰多,痰白而稀,恶寒发热,头痛鼻塞,肢体酸楚,舌质淡,苔薄白,脉浮紧。

治则:祛风散寒,宣肺化痰。

方药:三拗汤加减。麻黄、甘草各6克,杏仁、荆芥、防风、前胡、苏子、半夏、紫菀各10克,桔梗9克,陈皮12克。

用法:每日1剂,水煎取汁,分早晚2次温服。

2. 风热袭肺型

主证:咳嗽,咽痛喉燥,咳痰不爽,痰黏稠或黄稠,常伴有发热微恶风、头痛肢楚、鼻流浊涕,舌质红,苔薄黄,脉浮数。

治则:疏风清热,宣肺化痰。

方药:桑菊饮加减。桑叶、杏仁、前胡、牛蒡子各10克,菊花、桔梗、连翘、黄芩各12克,薄荷9克,白茅根15克,甘草6克。

用法:每日 1 剂,水煎取汁,分早晚 2 次温服。

3. 燥热伤肺型

主证:干咳无痰,或痰少不易咳出,或见痰中带有血丝,鼻燥咽干,咳甚则胸痛,或有恶寒、身热等表证,舌尖红,苔薄黄,脉数或浮数。

治则:辛凉清肺,润燥化痰。

方药:桑杏汤加减。桑叶、川贝母、栀子、黄芩各 10 克,杏仁、梨皮各 9 克,沙参、淡豆豉、瓜蒌皮各 12 克,甘草 6 克。

用法:每日 1 剂,水煎取汁,分早晚 2 次温服。

4. 痰湿阻肺型

主证:咳嗽痰多,痰白而黏,气短或伴有喘促,胸脘痞闷,纳差腹胀,舌质淡,苔白腻,脉弦滑。

治则:燥湿化痰,宣肺止咳。

方药:半夏厚朴汤加减。半夏、杏仁、紫菀、款冬花各 10 克,厚朴、苏子、苍术各 9 克,茯苓、陈皮、桔梗各 12 克,甘草 6 克,大枣 6 枚。

用法:每日 1 剂,水煎取汁,分早晚 2 次温服。

5. 痰热壅肺型

主证:发热或不发热,咳逆气急,痰多黄稠,不易咳出,胸闷气短,甚至喘促,呼吸困难,咽痛口干,大便秘结,小便短黄,舌质红,苔黄厚,脉滑数。

治则:清热宣肺,化痰止咳。

方药:清金化痰汤加减。鱼腥草 30 克,败酱草、薏苡仁各 24 克,黄芩、桑白皮各 15 克,杏仁、桔梗、冬瓜仁各 10 克,丹参、茯苓、炒白术、瓜蒌皮各 12 克,甘草 6 克。

用法:每日 1 剂,水煎取汁,分早晚 2 次温服。

6. 表寒里热型

主证:咳嗽音嘎,咳而不爽,咳引胸痛,痰吐黏稠,喘逆上气、息粗,伴有恶寒鼻塞、口渴咽痛、发热身痛、有汗或无汗,舌质红,苔薄白或黄,脉浮数。

治则:清里达表,宣肺泄热。

方药:麻杏石甘汤加减。麻黄、苏叶各9克,杏仁、前胡、桔梗各10克,生石膏18克,黄芩、防风、桑白皮各12克,生甘草6克。

用法:每日1剂,水煎取汁,分早晚2次温服。

7. 外寒内饮型

主证:咳嗽气喘,喉中痰鸣,痰白多泡沫,无汗恶寒,口不渴或口干不欲饮,身体疼痛而沉重,甚则肢体浮肿,舌质淡,苔白滑,脉弦紧。

治则:解表温里,宣肺化饮。

方药:小青龙汤加减。炙麻黄、桂枝、干姜、炙甘草各6克,五味子9克,白芍、陈皮各12克,半夏、紫菀各10克,细辛3克。

用法:每日1剂,水煎取汁,分早晚2次温服。

8. 肺脾两虚型

主证:痰多、痰白或微黄,每遇风寒咳痰或咳喘发作加重,脘痞腹胀,纳差便溏,自汗气短,神疲乏力,易感冒,舌质淡,苔薄白,脉沉细或滑。

治则:健脾益气,祛痰止咳。

方药:六君子汤加减。党参、茯苓、生黄芪、山药各12克,白术、防风、紫菀、杏仁各10克,陈皮、半夏各9克,炙甘草6克。

用法:每日1剂,水煎取汁,分早晚2次温服。

9. 肺肾两虚型

主证:咳嗽吐痰,痰稀色白,时而喘促,动则加剧,面色暗淡,纳差脘痞,形瘦便溏,形寒肢冷,腰膝酸软,舌质淡,苔白滑,脉沉细无力。

治则:温肾纳气,益肺止嗽。

方药:金匮肾气丸加减。制附片、半夏各 9 克,肉桂、炙甘草各 6 克,熟地、茯苓各 12 克,山药 15 克,山萸肉、泽泻、补骨脂、陈皮、当归、白芍各 10 克。

用法:每日 1 剂,水煎取汁,分早晚 2 次温服。

七、慢性支气管炎临床缓解期中医怎样辨证治疗?

咨询:我今年 63 岁,患慢性支气管炎已多年,知道慢性支气管炎分急性发作期、慢性迁延期和临床缓解期,听说在慢性支气管炎临床缓解期,通过中医辨证用中药治疗较西医有明显的优势,我准备试一试,我想问的是**慢性支气管炎临床缓解期中医怎样辨证治疗?**

解答:的确,在慢性支气管炎临床缓解期,通过中医辨证用中药治疗较西医有明显的优势。慢性支气管炎在临床缓解期,咳、痰和喘等症状缓解,病情暂时稳定,但容易反复发作,这是因为慢性支气管炎经治疗后,症状虽然已经缓解,但其病根未除,机体抗病能力仍差,此时略受外邪侵袭,就容易复发。

根据中医"治病必求于本"和"既病防变"的原则,为了防止复发,并求得根治,在慢性支气管炎临床缓解期应采取调理脏腑、扶正固本的治疗方法,我们临床较常用的"冬病夏治"就是基于这个考虑而制定的。扶正固本的重点应在肺、脾、肾三脏,不过在实际应用时应结合具体情况,辨明肺、脾、肾三脏亏虚的不同侧重点来选方用药,做到辨证论治,不可乱用补药,以免事与愿违。

慢性支气管炎临床缓解期除了选用适当药物治"本"之外,还应当采取积极措施预防慢性支气管炎急性发作和病情的加重,重视饮食调养、运动锻炼以及起居调摄等,以提高机体的抗病能力也是十分必要的。

1.肺虚型

主证:慢性支气管炎患者肺气虚弱者,卫气不能固护体表而易受外邪侵袭,主要表现为神疲乏力、自汗、易感冒等。

治则:扶正固本、补气固卫。

方药:异功散合玉屏风散加减。黄芪15克,党参、白术、茯苓各12克,陈皮9克,防风6克。如伴有肺阴虚者可加用滋养肺阴的药物,如沙参、麦冬等。

用法:每日1剂,水煎取汁,分早晚2次温服。

2.脾虚型

主证:慢性支气管炎患者脾气虚弱者,纳运无力,主要表现为神疲乏力、纳差脘痞、便溏等。

治则:健脾益气、固护后天之本。

方药:补中益气汤加减。黄芪15克,党参、白术各12克,当归、半夏、陈皮各9克,木香、砂仁、甘草各6克。平日咳痰稀薄量多者,加桂枝、茯苓等,纳差、脘痞较重者加焦建曲、焦麦芽等。

用法:每日1剂,水煎取汁,分早晚2次温服。

3.肾阳虚型

主证:慢性支气管炎患者肾阳虚者,主要表现为腰膝酸软、形寒肢冷等。

治则:温补肾阳。

方药:金匮肾气丸。熟地、山药、山萸肉、泽泻、丹皮、茯苓、肉桂、附子。

用法:每次1丸,每日2次,分早晚温服。

4.肾阴虚型

主证:慢性支气管炎患者肾阴虚者,主要表现为腰膝酸软、潮热盗汗等。

治则:滋补肾阴。

方药:六味地黄丸。熟地、山药、山萸肉、泽泻、丹皮、茯苓。

用法:每次 1 丸,每日 2 次,分早晚温服。

用扶正固本之药调治慢性支气管炎临床缓解期患者,其药物用量宜小,因为慢性支气管炎患者平素脾胃功能较弱,如长期服用大剂量补药,脾胃不能运化吸收,机体不但得不到补益,反而会引起腹胀脘痞、食欲不振等,适得其反。同时慢性支气管炎患者多伴有气衰血少,血行不畅,因此在扶正固本的同时宜适当加入当归、红花、白芍、赤芍、佛手、木香等理气活血药,以改善血液循环,促进机体代谢,并可使补益药不致腻滞,有利于药物发挥应有的作用。在应用补益药时,要注意实邪未尽者不宜用,滥用补益药不仅不利于增强机体抗病能力,反而可使实邪未尽的患者病情加重甚至引发变症,患者切记一定要在医生的指导下使用补益药。

八、如何选用单方验方治疗慢性支气管炎?

咨询:我最近时常咳嗽、咳痰,经检查诊断为慢性支气管炎,我知道中医治疗慢性支气管炎手段多、不良反应少,听说单方验方治疗慢性支气管炎有较好的疗效,我准备服用一段时间,但不知如何选用单方验方,麻烦您告诉我**如何选用单方验方治疗慢性支气管炎?**

解答:确实像您听说的那样,中医治疗慢性支气管炎手段多,疗效肯定,并且不良反应少,单方验方治疗只是诸多治疗方法中的一种。

单方是指药味不多,取材便利,对某些病证具有独特疗效的方剂。单方治病在民间源远流长,享有盛誉,"单方治大病"之说几乎有口皆碑,深入人心,在长期的实践中,人们总结有众多的行之有效的治疗慢性支气管炎的单方,采用单方调治慢性支气管炎,方法简单易行,经济实惠,深受广大患者的欢迎。

验方是经验效方的简称。千方易得,一效难求,古今多少名医,毕其一生精力,在探求疾病的治疗中,反复尝试,反复验证,创造了一个个效验良方,此即验方。验方是医务界的同仁在继承总结前人经验的基础上,融汇新知,不断创新,总结出的行之有效的经验新方。不断发掘整理名医专家治疗慢性支气管炎的经验效方,对于指导临床实践,提高治疗慢性支气管炎的临床疗效,无疑有举足轻重的作用。

单方验方治疗调养慢性支气管炎虽有较好的疗效,也只是中医调治慢性支气管炎诸多方法中的一种。用于治疗调养慢性支气管炎的单方验方较多,它们各有其适用范围,由于慢性支气管炎患者病情较为复杂,患者有个体差异且病情轻重不一,加之部分方剂还含有毒性药物,因此在应用单方验方调治慢性支气管炎时,一定要在有经验医师的指导下进行,做到根据病情辨病辨证选方用方,依单方验方的功效和适应证仔细分析、灵活运用,并注意随病情的变化及时调整用药,切忌死搬硬套。

九、治疗慢性支气管炎常用的单方有哪些?

咨询:我今年 57 岁,最近一段时间时常咳嗽、咳痰,有时还气喘,经检查诊断为慢性支气管炎,我不想服用西药,担心西药有不良反应,听说有些中药单方治疗慢性支气管炎的效果不错,我准备试一试,麻烦您给我介绍一下**治疗慢性支气管炎常用的单方有哪些?**

解答:人们常说"单方治大病",单方应用得当确实能治疗慢性支气管炎,有效缓解咳嗽、咳痰、气喘等自觉症状。在长期的实践中,人们总结有众多行之有效的治疗慢性支气管炎的单方,下面选取几则常用者,从组成、用法、适应证三方面予以介绍,供您参考。

处方一

组成:紫杜鹃花 60 克。

用法:每日 1 剂,水煎取汁,分早晚 2 次服。

适应证:慢性支气管炎。

处方二

组成:百部根 250 克,蜂蜜适量。

用法:将百部根烘干,研成细粉,炼蜜为丸,每次 6 ~ 9 克,每日 2 ~ 3 次,温开水送服。

适应证:慢性支气管炎。

处方三

组成:甜杏仁 9 克,鸭梨 1 个。

用法:将鸭梨洗净,挖 1 个小洞,纳入甜杏仁,封口后放入锅中,加入清水适量,煮熟后吃梨喝汤,每日 1 次。

适应证:慢性支气管炎肺虚久咳、干咳无痰。

处方四

组成:川贝母、莱菔子各 15 克。

用法:将上药共研为细末,每日 1 剂,水煎取汁,代茶服用。

适应证:慢性支气管炎咳嗽痰多者。

处方五

组成:款冬花 12 克,枇杷叶 15 克。

用法:每日 1 剂,水煎取汁,分早晚 2 次服。

适应证:慢性支气管炎。

处方六

组成:鱼腥草 30 克,黄芩、桔梗各 12 克。

用法:每日 1 剂,水煎取汁,分早晚 2 次服。

适应证:慢性支气管炎痰热咳嗽。

处方七

组成:核桃仁 500 克,生姜 120 克,蜂蜜适量。

用法:将核桃仁、生姜共捣如泥,炼蜜为丸,如芡实大,每次 1 丸,每日 1 次,晚上含服。

适应证:老年人慢性支气管炎所致的咳嗽、吐痰等。

处方八

组成:龙葵(鲜)30 克,桔梗 9 克,甘草 3 克。

用法:每日 1 剂,水煎取汁,分早晚 2 次服。

适应证:老年慢性支气管炎。

处方九

组成:灵芝、百合各 15 克,南沙参、北沙参各 10 克。

用法:每日 1 剂,水煎取汁,分早晚 2 次服。

适应证:慢性支气管炎。

处方十

组成:五倍子、茯苓各 30 克,远志 25 克,蜂蜜适量。

用法:将五倍子、茯苓、远志共研为细末,制成蜜丸,每次 9 克,每日 3 次,温开水送服。

适应证:慢性支气管炎。

处方十一

组成:五味子 30 克,紫苏梗、人参各 6 克,冰糖 100 克。

用法:每日 1 剂,水煎取汁,分早晚 2 次服。

适应证:肺脾两虚型慢性支气管炎。

处方十二

组成:紫菀、款冬花各 50 克,百部 25 克,生姜 3 片,乌梅 1 个。

用法:将前 3 味药共研为细末,每次取 10 克,每日 2 次,用生姜、乌梅煎汤调服。

适应证:慢性支气管炎久咳不已者。

十、治疗慢性支气管炎常用的验方有哪些?

咨询:我患有慢性支气管炎,时常咳嗽、咳痰,每于受寒着凉时加重,这次时逢冬季寒潮来袭,并发感冒,致使病情加重,虽然静脉滴注抗生素 4 天,病情仍不见好转,听说这种情况配合中药验方调治效果不错,我要咨询的是**治疗慢性支气管炎常用的验方有哪些?**

解答:用于治疗慢性支气管炎的验方有很多,如果恰当应用的话,效果确实不错。需要注意的是,每个验方都有其适用范围,选用验方一定要由有经验的医师作指导,切不可自作主张、死搬硬套地选用,以免引发不良后果。下面给您介绍几则治疗慢性支气管炎的验方,您可咨询一下当地的医生,根据自己实际情况选用。

1. 止咳平喘汤

组成:矮地茶 25 克,茯苓 15 克,紫菀、当归、陈皮、五味子、法半夏各 12 克,苏子、莱菔子、白芥子各 10 克。

用法:每日 1 剂,水煎取汁,分早晚 2 次服,10 天为 1 个疗程。

适应证:宣肺化痰,止咳平喘。主治慢性支气管炎。

2. 健脾宣肺汤

组成:黄芪、茯苓各 30 克,党参、白术、陈皮、炒莱菔子、生姜、大枣各 15 克,半夏 12 克,厚朴、百部、桔梗、白芥子各 10 克。

用法:每日 1 剂,水煎 2 次,分早晚服。轻症患者服用 1 个月,中度患者服用 2 个月,重度患者服用 3 个月。

适应证:健脾益气,化痰止咳。主治慢性支气管炎。

3. 桑苓化痰汤

组成:桑白皮、瓜蒌壳、茯苓各 15 克,黄芩、金银花、连翘、浙贝母各 12 克,桔梗、杏仁、法半夏、陈皮各 10 克,生甘草 5 克。

用法:每日 1 剂,水煎 2 次,分早中晚服,同时配合环丙沙星,每次 0.2 克,每日 2 次口服,7 天为 1 个疗程。

适应证:清肺化痰,止咳平喘。主治慢性支气管炎急性发作(痰热壅肺型)。

4. 平喘止咳汤

组成:桑白皮 15 克,生麻黄、杏仁、桔梗、云茯苓、苏子、制半夏、炙紫菀、款冬花各 10 克,陈皮、生甘草各 6 克。

用法:每日 1 剂,水煎 2 次,每煎取汁 100 毫升,分早晚服,7 剂为 1 个疗程。

适应证:化痰清热,宣肺止咳。主治慢性支气管炎。

5. 四子克喘汤

组成:茯苓 20 克,瓜蒌皮 15 克,炙麻黄、杏仁、陈皮、板蓝根、北沙参各 10 克,炙甘草、苏子、白芥子、莱菔子、苍耳子、半夏各 6 克,生姜 3 片。

用法:每日 1 剂,水煎服,10 天为 1 个疗程。

适应证:宣肺化痰,降气止咳。主治慢性支气管炎迁延期。

6. 温阳降气汤

组成:猪苓、五味子、葶苈子各 15 克,制半夏 10 克,麻黄、制附子、陈皮、桑白皮、党参、白芍、炙黄芪、川芎各 9 克,沉香 6 克。

用法:每日1剂,水煎2次,分早晚服,10天为1个疗程。

适应证:温补脾肾,化痰逐饮,止咳平喘。主治肺肾两虚型慢性支气管炎。

7. 健脾益肺汤

组成:黄芪30克,白术、桔梗、川贝母、防风各15克,杏仁、甘草各10克。咳嗽重者加枇杷叶12克;咳痰多者加百部12克,瓜蒌15克;喘息气短者加地龙、葶苈子各15克。

用法:每日1剂,水煎2次,分早晚服,10天为1个疗程。

适应证:健脾益肺,实卫固表,化痰止咳。主治慢性支气管炎。

8. 清肺止嗽饮

组成:鱼腥草30克,炙麻黄、杏仁、黄芩、瓜蒌皮、前胡、炙紫菀、炙款冬花、炒地龙各10克。痰黄难咳者加桑白皮、葶苈子各10克;口干渴者加芦根30克,南沙参12克;便干便秘者加生大黄10克;痰白量多者加姜半夏、苏子各10克。

用法:每日1剂,水煎2次,分早晚服,7天为1个疗程。

适应证:清肺化痰,止咳平喘。主治慢性支气管炎急性发作。

9. 健脾补肺汤

组成:黄芪30克,炒杏仁12克,人参、白术、桔梗、紫菀、款冬花、川贝母、荆芥、防风、甘草各10克,枳实6克。咳嗽重者加枇杷叶15克;咳痰色白者加茯苓20克,半夏、百部各10克;咳痰色黄者加瓜蒌20克,黄芩12克;喘息气短者加地龙20克,苏子、葶苈子各10克。

用法:每日1剂,水煎2次,分早晚服,10天为1个疗程,每个疗程间隔2天。

适应证:健脾补肺,化痰止咳,祛风解表。主治慢性支气管炎。

10. 清肺益气汤

组成:金银花、黄芪各 30 克,连翘、鱼腥草各 20 克,黄芩、当归、赤芍、丹参各 15 克,白术、党参、陈皮、杏仁各 10 克。痰少者加麦门冬、生地各 10 克;痰多质黏稠者加桑白皮、海浮石各 20 克;痰多质清稀夹黏丝者加半夏 10 克;喘重者加麻黄 6 克,地龙 10 克;动则喘甚者加仙灵脾、肉桂各 10 克;发热重者加生石膏 30 克。

用法:每日 1 剂,水煎 2 次,分早晚服,7 天为 1 个疗程。

适应证:清热解毒,活血化瘀,健脾化痰止咳。主治慢性支气管炎。

十一、如何正确煎煮中药汤剂?

咨询:我患有慢性支气管炎,时常咳嗽、咳痰、气喘,每于受寒着凉时加重,最近虽然咳嗽、咳痰、气喘消失了,但身体很虚弱,想用中药调理一下,听说煎煮中药很有讲究,如果煎煮方法不当,即使再好的中药也难以取得满意疗效,请问<u>如何正确煎煮中药汤剂?</u>

解答:汤药是临床最常采用的中药剂型,正像您听说的那样,煎煮汤药的方法直接影响药物的疗效。为了保证临床用药能获得预期的疗效,煎煮中药汤剂必须采用正确的方法。要正确煎煮中药,应注意以下几点:

1. 煎药器具的选择

煎煮中药最好选择砂锅、砂罐,因其不易与药物成分发生化学反应,并且导热均匀,传热较慢,保暖性能好,可慢慢提高温度,使药内有效成分充分释放到汤液中来。其次也可选用搪瓷制品。煎煮中药忌用铁、铜、铝等金属器具。

2. 煎药用水的选择

煎药用水必须无异味、洁净、澄清,含无机盐及杂质少,以免影响口味、引起中药成分的损失或变化。

3. 煎煮时加水多少

煎药用水量应根据药物的性质、患者的年龄及用途而定。加水量应为饮片吸水量、煎煮过程中蒸发量以及煎煮后所需药液量的总和。一般用水量为将饮片适当加压后，液面淹没过饮片约 2 厘米为宜。质地坚硬、黏稠或需要久煎的药物，加水量可比一般药物略多；质地疏松或有效成分容易挥发、煎煮时间较短的药物，则液面淹没药物即可。

4. 煎煮前如何浸泡

中药饮片煎前浸泡，既有利于有效成分的充分溶出，又可缩短煎煮时间。多数药物宜用冷水浸泡，一般药物可浸泡 20～30 分钟，以果实、种子为主的药可浸泡 1 小时左右。夏季气温较高时，浸泡的时间不宜过长，以免腐败变质。

5. 煎煮的火候和时间

煎煮中药的火候和时间应根据药物的性质和用途而定。一般煎药宜先武火后文火，即未沸前用大火，沸后用小火保持微沸状态。解表药及其他芳香性药物，一般用武火迅速煮沸，之后改用文火维持 10～15 分钟即可。有效成分不易煎出的矿物类、骨角类、贝壳类、甲壳类药及补益药，一般宜文火久煎，通常是沸后再煎 20～30 分钟，以使有效成分充分溶出。第二煎则通常较第一煎缩短 5～10 分钟。

6. 如何榨渣取汁

汤剂煎成后应榨渣取汁，因为一般药物加水煎煮后都会吸附一定的药液，同时已经溶入药液的有效成分可能被药渣再吸附。如药渣不经压榨取汁就抛弃，会造成有效成分的损失。

7. 煎煮的次数

煎药时药材有效成分首先会溶解进入药材内部组织的水溶液中，然后再扩散到药材外部的水溶液中，到药材内外溶液的浓度达到平衡时，因渗透压平衡，有效成分就不再溶出了,这时只有将药液滤出,重新加水煎煮,有效成分才能继续溶出。为了充分利用药材,避免浪费,使药物有效成分充分溶出,每剂中药不可煎1次就弃掉,最好是煎2~3次。

8. 入药方法

一般药物可以同时入煎,但部分药物因其性质、性能及临床用途的不同,所需煎煮的时间不同,所以煎煮中药汤剂还应讲究入药的方法,以保证药物应有的疗效。入药方法有先煎、后下、包煎、另煎、烊化及冲服等。

(1)先煎:凡质地坚硬、在水里溶解度小的药物,如矿物类的磁石、寒水石,贝壳类的牡蛎、石决明等,应先煎一段时间,再纳入其他药物同煎;川乌、附子等药,因其毒性经久煎可以降低,也应先煎,以确保用药安全。

(2)后下:凡因其有效成分煎煮时容易挥发、扩散或破坏而不耐煎煮者,如发汗药薄荷、荆芥,芳香健胃药白蔻仁、茴香,以及大黄、番泻叶等宜后下,待他药煎煮将成时投入,煎沸几分钟即可。大黄、番泻叶等药有时甚至可以直接用开水冲泡服用。

(3)包煎:凡药材质地过轻,煎煮时易飘浮在药液面上,或成糊状,不便于煎煮及服用者,如蒲黄、海金沙等,应用布包好入煎。药材较细,又含淀粉、黏液质较多的药,如车前子、葶苈子等,煎煮时容易粘锅、糊化、焦化,也应包煎。有些药材有毛,对咽喉有刺激性,如辛夷、旋覆花等,也宜用纱布包裹入煎。

(4)另煎:人参等贵重药物宜另煎,以免煎出的有效成分被其他药渣吸附,造成浪费。

(5)烊化:有些药物,如阿胶、蜂蜜、饴糖等,容易粘附于其他药物的药渣中或锅底,既浪费药物,又容易焦煳,宜另行烊化后再与其他药汁兑服。

(6)冲服:入水即化的药,如竹沥等汁性药物,宜用煎好的其他药液或开水冲。价格昂贵的药物,不易溶于水及加热易挥发的药物,如牛黄、朱砂、琥珀等,也宜冲服。

十二、如何选择治疗慢性支气管炎的中成药?

咨询:我患有慢性支气管炎,正在服用中药汤剂治疗,效果还不错,可天天煎煮中药不太方便,准备改用中成药,听说治疗慢性支气管炎的中成药有很多,其选择使用很有讲究,我想了解一些这方面的知识,请您给我介绍一下**如何选择治疗慢性支气管炎的中成药?**

解答:用于治疗慢性支气管炎的中成药的确有很多,它们各有不同的使用范围,临床上如何选择使用,直接关系到治疗效果,作为慢性支气管炎患者,了解一些这方面的知识是很有必要的。

通常情况下,慢性支气管炎患者应根据医生的医嘱选择使用中成药,在选用中成药前,首先要仔细阅读说明书,了解其功效和主治,之后根据具体情况,有的放矢的使用。

1. 医生指导

虽然相对西药而言中成药的毒副作用要低得多,但是由于中成药有其各自的功效、适应证,若药不对症,不仅无治疗作用,反而会加重病情,甚至引发不良反应,因此慢性支气管炎患者在选用中成药时,一定要请教专业医生,在医生的指导下选用。

2. 阅读标签

大凡中成药,在其外包装上都有标签,有的还有说明书,不论是标签还是说明书,其上面都能提供该药的功效、适应证、用法用量、注意事项等,仔细阅读中成药上面的标签和说明书,对正确选用中成药大有好处。

3. 辨病选药

即根据慢性支气管炎的诊断选药,这些药物一般无明显的寒热偏性,只要诊断为慢性支气管炎就可应用。

4. 辨证选药

即根据慢性支气管炎患者病因病机和临床表现的不同,进行辨证以确定分型,再根据分型确立相应的治则,之后根据治疗原则选取中成药。绝大多数中成药是针对不同证型而设的,只有用于适宜的证型才能发挥最好的疗效。要做到辨证选药,既要了解药性,也要清楚中成药的药物组成、功能主治,还要掌握辨证论治的方法。

5. 辨症选药

即根据慢性支气管炎患者的主要症状选药。辨症选药主要是为了解除不适症状,待症状缓解或消失后,应相应地改变治疗用药。

6. 综合选药

即综合考虑慢性支气管炎患者的病、证、症来选择适宜的中成药。有时患者可表现为多种证型的复杂情况,且症状也较突出,故要选用两种甚或两种以上药物进行治疗。随着治疗的进展,证、症均会发生改变,治疗选药也要做相应的调整。

十三、怎样保管治疗慢性支气管炎的中成药?

咨询:我今年 65 岁,患有慢性支气管炎,现在咳嗽、咳痰和气喘等症状均已缓解,处于临床缓解期,不过体质较虚弱,医生建议服用一段时间中成药百令胶囊,以补肺肾、益精气,预防复发,并交中成药一定要保管好,请问**怎样保管治疗慢性支气管炎的中成药?**

解答：慢性支气管炎是一种难以根除的慢性病,用药时间较长,患者一般是在家中进行治疗的,并且服用中成药者居多,保管好中成药直接关系到用药的安全有效,所以也应给予重视。要保管好中成药,应注意以下几个方面。

1. 适量贮备中成药

慢性病患者家中多自备有药物,其中以中成药居多,需要注意的是家庭自备中成药不宜太多,太多不仅浪费金钱和药物,还容易因有效期内用不完而变质失效,对于慢性支气管炎患者,通常最多保存 1～2 周的用药量,用完再购买。

2. 妥善贮存中成药

中成药应放在适当的地方,避免日光直射、高温及潮湿,以干燥、通风、阴凉处为宜,并防备小儿误拿、误服。已经开启的瓶装中成药应注意按瓶签说明保管(如加盖、防潮等)。贮放中成药一定要有标签,写清药名、规格,切勿仅凭记忆无标签取放。

3. 防止中成药变质

防止中成药变质是正确保管贮存中成药的关键所在,为了防止中成药变质,瓶装中成药用多少取多少,以免污染。对瓶装液体中成药更应注意,只能倒出,不宜再往回倒,更不宜将瓶口直接往嘴里倒药。

4. 注意检查中成药

服用中成药前应检查药品,注意其有效期、失效期等,不能服用超过有效期或已失效的药物。当然,药品质量的好坏与保管有密切关系,保管不善,药品可能提前变质,所以在用前还须检查药品质量,若有发霉变质应妥善处理,不可再服。对药名、规格有疑问的药,切勿贸然使用,以免发生意外。

十四、治疗慢性支气管炎常用的中成药有哪些?

咨询:我今年 58 岁,是个农民,最近一段时间时常咳嗽、咳痰,有时还气喘,今天到县医院就诊,经检查诊断为慢性支气管炎,我不想用西药治疗,担心西药副作用太多,而服用中药汤剂又太麻烦,想用中成药治疗,请问**治疗慢性支气管炎常用的中成药有哪些?**

解答:的确像您所说的那样,西药较中药有较多的副作用,服用中药汤剂又太麻烦,相比之下,中成药具有组方严谨、疗效确切、便于携带、服用方便、不良反应少等特点,所以深受广大患者的欢迎。

用于治疗慢性支气管炎的中成药有很多,它们有不同的适用范围,下面选取临床较常用者,逐一给您介绍,但您要切记,如果要用的话,一定要在医生的指导下选用,以免引发不良事件。

1. 宁嗽丸

组成:桔梗、茯苓、川贝母、薄荷、半夏、橘红、苦杏仁、甘草、桑白皮、谷芽、紫苏子、石斛。

用法:每次 1 丸(每丸重 9 克),每日 2 次,温开水送服。

适应证:燥湿化痰,止咳平喘。用于治疗慢性支气管炎、肺气肿引起的咳嗽气喘,中医辨证属痰湿者。

注意事项:外感咳嗽不宜用。

2. 百令胶囊

组成:发酵虫草菌粉。

用法:每次 5 粒(每粒重 0.2 克),每日 3 次,温开水送服。

适应证:补肺肾,益精气。用于肺肾两虚引起的咳嗽、气喘、咯血、腰背酸痛,以及慢性支气管炎的辅助治疗。

3. 益肺胶囊

组成:川芎、荆芥、白芷、羌活、甘草、杏仁。

用法:每次 4 粒(每粒重 0.4 克),每日 3 次,温开水送服。

适应证:扶正固本,补肾益肺,清热化痰,止咳平喘。用于治疗慢性支气管炎,阻塞性肺气肿,肺结核,体虚感冒,久病咳喘,胸满多痰等。

注意事项:寒痰实证患者不宜用。

4. 止咳冲剂

组成:盐酸麻黄碱、远志、桔梗、蜜炙桑白皮、薄荷油。

用法:每次 1 袋(每袋重 5 克),每日 3 次,开水冲服。

适应证:宣肺平喘,止咳化痰。用于治疗慢性支气管炎咳嗽气喘痰多者。

注意事项:高血压、冠心病患者忌服。

5. 消咳喘糖浆

组成:满山红、蔗糖、乙醇。

用法:每次 10 毫升,每日 3 次,口服。

适应证:止咳,祛痰,平喘。用于治疗寒痰咳嗽,慢性支气管炎。

注意事项:肺热咳嗽、痰黄质黏者慎用。

6. 支气管炎片

组成:矮地茶、黄芩、地龙、甘草、盐酸麻黄碱。

用法:每次 5 片(每片重 0.3 克),每日 3 次,温开水送服。

适应证:清热化痰,定喘止咳。用于治疗哮喘型慢性支气管炎。

注意事项:风寒或寒饮喘咳、虚喘劳嗽者忌服,高血压、失眠者不宜服。

7. 固本咳喘片

组成:党参、白术、茯苓、麦冬、甘草、五味子、补骨脂。

用法:每次 3 片(每片重 0.3 克),每日 3 次,温开水送服。

适应证:益气固表,健脾补肾。用于治疗慢性支气管炎,肺气肿,支气管哮喘,支气管扩张等。

注意事项:服药期间忌食辛辣肥腻之品。

8. 金咳息胶囊

组成:蛤蚧、生晒参、玄参、黄芪、川贝母、五味子、桑白皮、苦杏仁、当归、白芍、茯苓、甘草。

用法:每次4~5粒(每粒重0.4克),每日3次,温开水送服。

适应证:补肺纳气,止咳平喘,理肺化痰。用于治疗肺脾两虚、肾不纳气所致的久咳痰白,气喘阵作,动则益甚,疲乏无力,畏寒背冷,以及慢性支气管炎迁延、缓解期和轻度慢性阻塞性肺气肿见有上述证候者。

注意事项:急性期表现有痰热壅肺和阴虚肺燥咳喘者忌服。

9. 固肾定喘丸

组成:熟地、制附子、丹皮、牛膝、补骨脂、砂仁、车前子、茯苓、益智仁、肉桂、山药、泽泻、金樱子。

用法:每次1.5~2克,每日2~3次,温开水送服。

适应证:温肾纳气,健脾利水。用于治疗脾肾两虚型及肺肾气虚型慢性支气管炎、肺气肿、老人虚喘等。

注意事项:感冒发热及痰多咳喘者忌服。

10. 玉露保肺丸

组成:天冬、麦冬、石斛、熟地、生地、知母、黄柏。

用法:每次1丸(每丸重9克),每日2次,温开水送服。

适应证:润肺止咳,滋阴降火。用于治疗慢性支气管炎、肺结核、支气管扩张引起的咳嗽潮热、咳痰带血中医辨证属阴虚火旺者。

注意事项:风寒咳嗽者不宜用。

11. 百花定喘片

组成:百合、款冬花、丹皮、陈皮、黄芩、桔梗、天冬、麦冬、紫菀、苦杏仁、麻黄、天花粉、前胡、薄荷、北沙参、石膏、五味子。

用法:每次 6 片(每片重 0.3 克),每日 3 次,温开水送服。

适应证:清热化痰,润肺止咳。用于治疗慢性支气管炎、支气管哮喘、肺气肿引起的咳嗽气喘,中医辨证属肺热阴伤者。

注意事项:忌食辛辣油腻食物,忌房事。

12. 如意定喘丸

组成:蛤蚧、蟾蜍、黄芪、地龙、麻黄、党参、苦杏仁、白果、枳实、天冬、五味子、麦冬、紫菀、百部、枸杞子、熟地、远志、葶苈子、洋金花、石膏、甘草。

用法:每次 2～4 丸(每丸重 3 克),每日 3 次,温开水送服。

适应证:宣肺定喘,止咳化痰,益气养阴。用于治疗肺气阴虚所致的慢性支气管炎、哮喘,虚劳久咳,肺气肿,肺心病。

注意事项:忌烟酒及辛辣食物,孕妇忌服。

13. 参蛤补肺胶囊

组成:生晒参、蛤蚧、黄芪、川贝母、五味子、桑白皮、杏仁。

用法:每次 4～5 粒(每粒重 0.4 克),每日 3 次,温开水送服。

适应证:补肺纳气,止咳平喘,理肺化痰。用于治疗慢性支气管炎迁延期和缓解期、轻度肺气肿,证属肺脾两虚、肾不纳气者。

注意事项:寒痰实证及痰热壅肺之患者不宜用。

14. 祛痰止咳颗粒

组成:党参、半夏、芫花、甘遂、紫花杜鹃、明矾。

用法:每次 1～2 袋(每袋重 6 克),每日 2 次,开水冲服。

适应证:健脾燥湿,祛痰止咳。用于治疗慢性支气管炎及支气管炎并发肺气肿、肺心病引起的咳嗽痰多、喘息等。

注意事项:外感咳嗽、阴虚久咳者忌服。

15. 慢支固本颗粒

组成:黄芪、白术、防风、当归。

用法:每次 1 袋(每袋重 10 克),每日 2 次,开水冲服。

适应证:补肺健脾,固表活血。用于治疗慢性支气管炎非急性发作期之肺气虚、肺脾气虚证,症见乏力自汗,恶风寒,咳嗽,咳痰,易感冒,食欲不振等。

注意事项:本品重在固本扶正,慢性支气管炎急性发作或咳喘较重者不宜用。

十五、怎样根据辨证分型选用治疗慢性支气管炎的中成药?

咨询:我患有慢性支气管炎,想用中成药治疗,听说辨证论治是中医的特色和优势,用中成药治疗慢性支气管炎也应和应用中药汤剂一样,根据中医辨证分型的不同进行辨证治疗,方能取得好的疗效,我想知道**怎样根据辨证分型选用治疗慢性支气管炎的中成药?**

解答:辨证论治是中医的特色和优势,也是中医治疗疾病的主要方法,采用中成药治疗慢性支气管炎,也应和应用中药汤剂一样进行辨证论治,方能取得好的临床疗效。根据辨证分型选用治疗慢性支气管炎的中成药,应根据慢性支气管炎患者病因病机和临床表现的不同,通过辨证分型确立相应的治则,之后根据治则选取合适的中成药。

1. 风寒犯肺型

主要表现为喉痒咳嗽,喘急痰多,痰白而稀,恶寒发热,头痛鼻塞,肢体酸楚,舌质淡,苔薄白,脉浮紧。治疗应以祛风散寒,宣肺化痰为原则,可选用中成药止咳丸、风寒咳嗽冲剂、参苏片等。

2. 风热袭肺型

主要表现为咳嗽,咽痛喉燥,咳痰不爽,痰黏稠或黄稠,常伴有发热微恶风、头痛肢楚,鼻流浊涕,舌质红,苔薄黄,脉浮数。治疗应以疏风清热,宣肺化痰为原则,可选用中成药川贝枇杷糖浆、复方四季青片、强力止咳宁胶囊等。

3. 燥热伤肺型

主要表现为干咳无痰,或痰少不易咳出,或见痰中带有血丝,鼻燥咽干,咳甚则胸痛,或有恶寒、身热等表证,舌尖红,苔薄黄,脉数或浮数。治疗应以辛凉清肺,润燥化痰为原则,可选用中成药清肺润燥合剂、止咳橘红丸、川贝雪梨膏等。

4. 痰湿阻肺型

主要表现为咳嗽痰多,痰白而黏,气短或伴有喘促,胸脘痞闷,纳差腹胀,舌质淡,苔白腻,脉弦滑。治疗应以燥湿化痰,宣肺止咳为原则,可选用中成药半夏糖浆、慢支紫红丸、痰净片等。

5. 痰热壅肺型

主要表现发热或不发热,咳逆气急,痰多黄稠,不易咳出,胸闷气短,甚至喘促,呼吸困难,咽痛口干,大便秘结,小便短黄,舌质红,苔黄厚,脉滑数。治疗应以清热宣肺,化痰止咳为原则,可选用中成药二母清肺丸、消炎止咳片、清肺宁嗽丸等。

6. 表寒里热型

主要表现为咳嗽音嘎,咳而不爽,咳引胸痛,痰吐黏稠,喘逆上气、息粗,伴有恶寒鼻塞、口渴咽痛、发热身痛、有汗或无汗,舌质红,苔薄白或黄,脉浮数。治疗应以清里达表,宣肺泄热为原则,可选用中成药麻杏石甘合剂、通宣理肺丸等。

7. 外寒内饮型

主要表现为咳嗽气喘,喉中痰鸣,痰白多泡沫,无汗恶寒,口不渴或口干不欲饮,身体疼痛而沉重,甚则肢体浮肿,舌质淡,苔白滑,脉弦紧。治疗应以解表温里,宣肺化饮为原则,可选用中成药复方满山红糖浆、咳喘宁、小青龙合剂等。

8. 肺脾两虚型

主要表现为痰多、痰白或微黄,每遇风寒咳痰或咳喘发作加重,脘痞腹胀,纳差便溏,自汗气短,神疲乏力,易感冒,舌质淡,苔薄白,脉沉细或滑。治疗应以健脾益气,祛痰止咳为原则,可选用中成药人参保肺丸、理气定喘丸、参贝北瓜膏等。

9. 肺肾两虚型

主要表现为咳嗽吐痰,痰稀色白,时而喘促,动则加剧,面色暗淡,纳差脘痞,形瘦便溏,形寒肢冷,腰膝酸软,舌质淡,苔白滑,脉沉细无力。治疗应以温肾摄纳,益肺止嗽为原则,可选用中成药七味都气丸、固本咳喘片、金咳息胶囊等。

十六、调治慢性支气管炎常用的艾灸处方有哪些?

咨询:我最近时常咳嗽、咳痰,经检查诊断为慢性支气管炎,从网上看到艾灸调治慢性支气管炎的效果不错,我准备试一试,听说调治慢性支气管炎的艾灸处方有很多,不同的情况所选用的处方是不一样的,我要咨询的是**调治慢性支气管炎常用的艾灸处方有哪些?**

解答:艾灸简单易行,人们乐于接受,是自我治疗调养慢性支气管炎,缓解咳嗽、咳痰等症状的常用方法。用于调治慢性支气管炎的艾灸处方有很多,下面选取临床较常用者,从取穴、操作、适应证三方面逐一给您介绍。

处方一

取穴:第一组取肺俞、风门、天突、足三里;第二组取大椎、膏肓、膻中、气海。

操作:患者取适当的体位,采用艾条温和灸的方法,用艾条依次灸治上述穴位。通常每次取 1 组穴位,两组穴位交替使用,每次每穴熏灸 5～10 分钟,每日治疗 1 次,10 次为 1 个疗程。

适应证:慢性支气管炎。

处方二

取穴:大椎、肺俞、膏肓。

操作:患者取适当的体位,采用艾条温和灸的方法,用艾条依次灸治大椎、肺俞、膏肓。通常每次每穴熏灸 5～10 分钟,每日治疗 1 次,10 次为 1 个疗程。

适应证:慢性支气管炎。

处方三

取穴:肺俞、定喘、大椎、天突。

操作:患者取适当的体位,采用艾条温和灸的方法,用艾条依次灸治肺俞、定喘、大椎、天突。通常每次每穴熏灸 5～10 分钟,每日或隔日治疗 1 次,10 次为 1 个疗程。

适应证:慢性支气管炎。

处方四

取穴:肺俞、定喘、膻中。

操作:患者取适当的体位,采用艾炷隔蒜灸的方法,将新鲜大蒜切成 3 毫米厚的薄蒜片,用细针于中间穿数孔,放于穴位上,蒜片上放中艾炷点燃施灸,依次灸治肺俞、定喘、膻中,以局部皮肤出现红晕而不起疱为度。通常每次每穴灸 5～7 壮,隔日灸治 1 次,7～10 次为 1 个疗程,每个疗程间隔 5～7 天。

适应证:慢性支气管炎。

处方五

取穴:肺俞、膻中、心俞、大椎。

操作:患者取适当的体位,采用艾炷隔姜灸的方法,将新鲜生姜切成3毫米厚的薄姜片,用细针于中间穿数孔,放于穴位上,姜片上放中艾炷点燃施灸,依次灸治肺俞、膻中、心俞、大椎。通常每次每穴灸3~5壮,每日或隔日灸治1次,7~10次为1个疗程,每个疗程间隔5~7天。

适应证:慢性支气管炎缓解期。

处方六

取穴:大椎、膏肓、肺俞、足三里、丰隆。肾虚加肾俞。

操作:患者取适当的体位,采用艾条温和灸的方法,用艾条依次灸治大椎、膏肓、肺俞、足三里、丰隆、肾俞。通常每次每穴熏灸5~10分钟,每日或隔日治疗1次,10次为1个疗程。

适应证:慢性支气管炎。

处方七

取穴:主穴分4组,第一组取大椎、肺俞、天突;第二组取陶道、定喘、璇玑;第三组取身柱、华盖、风门;第四组取神道、厥阴俞、膻中。配穴取尺泽、丰隆、足三里。

操作:患者取适当的体位,采用艾炷隔姜灸的方法,将新鲜生姜切成3毫米厚的薄姜片,用细针于中间穿数孔,放于穴位上,姜片上放中艾炷点燃施灸,依次灸治上述穴位。通常每次取1组主穴,四组穴位交替使用,每次每穴灸3~5壮,每日灸治1次,配穴用艾条温和灸,每次每穴熏灸5~10分钟,隔日灸治1次,7~10次为1个疗程,每个疗程间隔5~7天。

适应证:慢性支气管炎。

处方八

取穴：肺俞、脾俞、太渊、合谷、丰隆。

操作：患者取适当的体位，采用艾条温和灸的方法，用艾条依次灸治肺俞、脾俞、太渊、合谷、丰隆穴。通常每次每穴熏灸 5 ～ 10 分钟，每日或隔日治疗 1次，10 次为 1 个疗程，每个疗程间隔 5 ～ 7 天。

适应证：慢性支气管炎，中医辨证属痰湿咳嗽者。

处方九

取穴：大椎、身柱、肺俞、脾俞、肾俞、气海、丰隆。

操作：患者取适当的体位，采用艾条温和灸的方法，用艾条依次灸治大椎、身柱、肺俞、脾俞、肾俞、气海、丰隆穴。通常每次每穴熏灸 5 ～ 10 分钟，每日或隔日治疗 1 次，10 次为 1 个疗程，每个疗程间隔 5 ～ 7 天。

适应证：慢性支气管炎，中医辨证属气虚咳嗽者。

处方十

取穴：风门、陶道、定喘、肺俞、膏肓、肾俞、天突、膻中。

操作：患者取适当的体位，采用艾条温和灸的方法，用艾条依次灸治风门、陶道、定喘、肺俞、膏肓俞、肾俞、天突、膻中。通常每次选取 2 ～ 4 个穴位，上述穴位交替使用，每次每穴熏灸 5 ～ 10 分钟，每日或隔日治疗 1 次，宜经常施灸。

适应证：慢性支气管炎缓解期，有助于预防慢性支气管急性发作。

十七、应用艾灸疗法调治慢性支气管炎应注意什么？

咨询：我邻居张大姐患有慢性支气管炎，在病情缓解期她坚持运用艾灸进行调治，最近两年没再急性发作，我爱人也患有慢性支气管炎，现在正好处于缓解期，也想用艾灸的方法调治，听说艾灸有很多注意点，我想知道**应用艾灸疗法调**

治慢性支气管炎应注意什么？

解答: 艾灸治疗调养疾病确实有很多注意点,了解这些注意点,是保证艾灸安全有效的前提和基础。这里给您介绍一下应用艾灸疗法调治慢性支气管炎的注意事项,希望您在了解这些注意事项后再进行艾灸。

(1)以中医理论为指导,根据慢性支气管炎患者病情和体质的不同选择合适的穴位和艾灸方法,严防有艾灸禁忌证的患者进行艾灸治疗。艾灸疗法常用于"虚证"患者,对中医辨证属"实证"者,应谨慎用之。施灸时取穴要准确,灸穴不宜过多,火力要均匀,切忌乱灸、暴灸。同时要注意严格消毒,防止感染发生。

(2)施灸的顺序,一般是从上至下,先背部、后腹部,先头部、后四肢,先灸阳经、后灸阴经,在特殊情况下则可灵活运用,不必拘泥。对皮肤感觉迟钝的患者,施治过程中要不时用手指置于施灸部位,以测知患者局部皮肤的受热程度,便于随时调节施灸的距离,避免烫伤。

(3)施灸过程中要严防艾火滚落烧伤皮肤或烧坏衣服、被褥等,施灸完毕必须把艾条、艾炷之火熄灭,以防复燃发生火灾。施灸后还要做好灸后处理,如果因施灸时间过长局部出现小水疱者,注意不要擦破,可任其自然吸收;如果水疱较大,可局部消毒后用毫针刺破水疱放出疱液,或用注射器抽出疱液,再涂以龙胆紫,并用纱布包敷,以避免感染等不良反应发生。

(4)艾灸疗法治疗慢性支气管炎的作用有限,临床中应注意与药物治疗、饮食调养、运动锻炼、针刺疗法等其他治疗调养方法配合应用,以发挥综合治疗的优势,提高临床疗效。

十八、调治慢性支气管炎常用的耳压处方有哪些？

咨询: 我患有慢性支气管炎,近段时间除时常咳嗽、咳痰外,还总感觉身体困乏、提不起精神,听邻居老张说耳穴贴压调治慢性支气管炎的效果不错,我准备试一试,我有常用耳穴示意图,但不知道耳压处方,请您告诉我**调治慢性支气管炎常用的耳压处方有哪些?**

解答:耳穴贴压法取材方便,简单易学,无须很多特殊的贵重设备,而且疗效可靠,使用安全,是深受人们喜欢的外治方法。您想试一试用耳穴贴压的方法调治慢性支气管炎的想法是好的,需要说明的是耳穴贴压选穴要准确,同时贴压也有很多技巧,最好让有经验的医生进行贴压治疗,以保证其安全有效,避免不良事件发生。下面给您介绍一下调治慢性支气管炎常用的耳压处方,供您参考。

处方一

取穴:肺、脾、肾、气管、平喘、三焦、神门。

操作:按照常用耳穴示意图,找到所选取的耳穴肺、脾、肾、气管、平喘、三焦、神门的位置,耳部常规消毒后,用0.5厘米×0.5厘米大小的胶布,把王不留行籽分别贴压于上述耳穴上。两耳穴位交替贴压,3日更换1次,贴压期间每日自行揉捏穴位3~5次,每次以使耳穴局部有酸胀感为度。

适应证:慢性支气管炎,可减轻慢性支气管炎之咳嗽、咳痰,减少其急性发作。

处方二

取穴:神门、子宫、肺、气管、肝。

操作:按照常用耳穴示意图,找到所选取的耳穴神门、子宫、肺、气管、肝的位置,耳部常规消毒后,用0.5厘米×0.5厘米大小的胶布,把王不留行籽分别贴压于上述耳穴上。两耳穴位交替贴压,3日更换1次,贴压期间每日自行揉捏穴位3~5次,每次以使耳穴局部有酸胀感为度。

适应证:慢性支气管炎。

处方三

取穴：肺、气管、神门、交感、肾上腺。

操作：按照常用耳穴示意图，找到所选取的耳穴肺、气管、神门、交感、肾上腺的位置，耳部常规消毒后，用0.5厘米×0.5厘米大小的胶布，把王不留行籽分别贴压于上述耳穴上。两耳穴位交替贴压，3日更换1次，贴压期间每日自行揉捏穴位3~5次，每次以使耳穴局部有酸胀感为度。

适应证：慢性支气管炎。

处方四

取穴：主穴取神门、肺、气管，配穴取定喘、大肠、肾、脾、枕、交感。

操作：按照常用耳穴示意图，找到所选取的耳穴神门、肺、气管、定喘、大肠、肾、脾、枕、交感的位置，耳部常规消毒后，用0.5厘米×0.5厘米大小的胶布，把王不留行籽分别贴压于上述耳穴上。两耳穴位交替贴压，3日更换1次，贴压期间每日自行揉捏穴位3~5次，每次以使耳穴局部有酸胀感为度。

适应证：慢性支气管炎。

处方五

取穴：神门、肝、肾、皮质下、内分泌、肾上腺、肺。

操作：按照常用耳穴示意图，找到所选取的耳穴神门、肝、肾、皮质下、内分泌、肾上腺、肺的位置，耳部常规消毒后，用0.5厘米×0.5厘米大小的胶布，把王不留行籽分别贴压于上述耳穴上。两耳穴位交替贴压，隔日更换1次，贴压期间每日自行揉捏穴位3~5次，每次以使耳穴局部有酸胀感为度。

适应证：慢性支气管炎。

处方六

取穴：神门、肺、肾上腺、定喘。咳喘明显者加喘点或交感，痰多者加脾，老年患者或体质较差者加肾。

操作:按照常用耳穴示意图,找到所选取的神门、肺、肾上腺、定喘等耳穴的位置,耳部常规消毒后,用0.5厘米×0.5厘米大小的胶布,把王不留行籽分别贴压于上述耳穴上。两耳穴位交替贴压,隔日更换1次,贴压期间每日自行揉捏穴位3~5次,每次以使耳穴局部有酸胀感为度。

适应证:慢性支气管炎。

处方七

取穴:咽喉、气管、肺、大肠、肾、内分泌。咳嗽重者加脑点,喘重者加定喘,痰多者加脾。

操作:按照常用耳穴示意图,找到所选取的咽喉、气管、肺、大肠、肾、内分泌等耳穴的位置,耳部常规消毒后,用0.5厘米×0.5厘米大小的胶布,把王不留行籽分别贴压于上述耳穴上。两耳穴位交替贴压,隔日更换1次,贴压期间每日自行揉捏穴位3~5次,每次以使耳穴局部有酸胀感为度。

适应证:慢性支气管炎。

处方八

取穴:气管、肺、神门、枕、脾、肾。

操作:按照常用耳穴示意图,找到所选取的耳穴气管、肺、神门、枕、脾、肾的位置,耳部常规消毒后,用0.5厘米×0.5厘米大小的胶布,把王不留行籽分别贴压于上述耳穴上。两耳穴位交替贴压,隔日更换1次,贴压期间每日自行揉捏穴位3~5次,每次以使耳穴局部有酸胀感为度。

适应证:慢性支气管炎。

处方九

取穴:肺、气管、肝、神门。

操作:按照常用耳穴示意图,找到所选取的耳穴肺、气管、肝、神门的位置,耳部常规消毒后,用0.5厘米×0.5厘米大小的胶布,把王不留行籽分别贴压于上述耳穴上。两耳穴位交替贴压,3 日更换 1 次,贴压期间每日自行揉捏穴位 3～5 次,每次以使耳穴局部有酸胀感为度。

适应证:慢性支气管炎。

处方十

取穴:肺、脾、肾、气管、平喘、大肠。

操作:按照常用耳穴示意图,找到所选取的耳穴肺、脾、肾、气管、平喘、大肠的位置,耳部常规消毒后,用 0.5 厘米×0.5 厘米大小的胶布,把王不留行籽分别贴压于上述耳穴上。两耳穴位交替贴压,3 日更换 1 次,贴压期间每日自行揉捏穴位 3～5 次,每次以使耳穴局部有酸胀感为度。

适应证:慢性支气管炎。

十九、应用耳压疗法调治慢性支气管炎应注意什么?

咨询:我患有慢性支气管炎,时常咳嗽、咳痰,有时还气喘,正在服用中药汤剂治疗,效果不错,昨天我们单位的老马弄了个耳穴贴压处方,说是与中药汤剂配合调治慢性支气管炎的效果会更好,让我试一试,我想知道**应用耳压疗法调治慢性支气管炎应注意什么?**

解答:耳压疗法就是我们通常所说的耳穴贴压法,耳穴贴压法虽然调治慢性支气管炎的作用有限,但若与中药汤剂配合应用,确实能增强疗效。为了保证耳穴贴压法调治慢性支气管炎安全有效,避免不良反应发生,在使用耳穴贴压法调治慢性支气管炎时,应注意以下几点。

(1)注意常规清洁消毒:在进行耳穴贴压治疗时,应对耳郭皮肤、所用压料以及施术者的双手进行常规消毒,以预防交叉感染及耳部感染的发生。如耳部出现感染者,应及时进行对症处理。

（2）恰当选取耳部穴位：应用耳穴贴压法调养慢性支气管炎时，要结合耳穴的功能及主治病证等，选择适当的耳穴进行贴压治疗。在耳穴处方确定后，可用探针、火柴头、针柄等，在选用的穴区内寻找反应点(压痛点)。

（3）注意耳穴治疗禁忌：耳穴贴压安全有效，并无绝对禁忌证，但对过度疲劳、衰弱、极度紧张、敏感，老年体弱者，以及孕妇特别是有习惯性流产史的孕妇等，禁用耳穴贴压法。耳部有炎症及冬季有冻疮者，均不宜采用耳穴贴压法。对胶布、麝香止痛膏等贴用材料过敏者，也不宜用耳穴贴压法。

（4）耳压者宜定时刺激：应用耳压疗法者，在贴压耳穴期间应每日定时按压耳穴，要求手法轻柔、适度，节律均匀，按压后以有酸、麻、胀、痛、灼热的感觉为宜，严防手法力度过重损伤耳部皮肤。注意在晚睡前半小时按压耳穴1次，以提高疗效。

（5）注意配合其他疗法：耳穴贴压法调治慢性支气管炎的作用有限，单独应用有时难以获得效果满意的疗效，临床中应注意与药物治疗、饮食调养、起居调摄、运动锻炼等其他治疗调养方法配合应用，以提高临床疗效。

二十、调治慢性支气管炎常用的拔罐处方有哪些？

咨询：我今年67岁，生活在豫南农村，自己拔罐调治小伤小病在我们这里很普遍，我患有慢性支气管炎，最近一段时间时常咳嗽、咳痰，有时还气喘，想用拔罐的方法调理一下，但不知道应选用什么拔罐处方，我要问的是**调治慢性支气管炎常用的拔罐处方有哪些？**

解答：拔罐疗法取材方便，简单易学，无须很多特殊的贵重设备，家庭中随手可得的罐、瓶等都可作为拔罐工具进行治疗，而且疗效可靠，使用安全，深受人们的喜欢。

　　拔罐疗法确实能调治慢性支气管炎,改善或消除咳嗽、咳痰、气喘等症状,您患有慢性支气管炎,用拔罐的方法调理一下是可以的,不过应注意选穴要准确,拔罐的操作方法要恰当,最好在医生的指导下进行。下面介绍几组调治慢性支气管炎常用的拔罐处方,供您参考。

　　处方一

　　取穴:肺俞。

　　操作:患者取适当的体位,充分暴露需拔罐处皮肤,局部常规消毒后,用刺络拔罐法,先用三棱针或梅花针点刺肺俞穴,使其微有出血,范围不可过大,要小于罐口,再用闪火法将大小合适的罐具吸拔于点刺后的穴位上。通常每次留罐 5 分钟,间隔 1 周再重复拔罐治疗。

　　适应证:慢性支气管炎咳嗽。

　　处方二

　　取穴:大椎、肺俞、肾俞。

　　操作:患者取适当的体位,充分暴露需拔罐处皮肤,局部常规消毒后,用闪火法将大小合适的罐具吸拔于大椎、肺俞、肾俞上。通常每次留罐 10 ~ 15 分钟,隔日拔罐 1 次,5 ~ 7 次为 1 个疗程。

　　适应证:慢性支气管炎。

　　处方三

　　取穴:大椎、肺俞、膏肓。

　　操作:患者取适当的体位,充分暴露需拔罐处皮肤,局部常规消毒后,用闪火法将大小合适的罐具吸拔于大椎、肺俞、膏肓上。通常每次留罐 10 ~ 15 分钟,隔日拔罐 1 次,5 ~ 7 次为 1 个疗程。

　　适应证:慢性支气管炎。

处方四

取穴：大椎、肺俞、定喘。

操作：患者取适当的体位，充分暴露需拔罐处皮肤，局部常规消毒后，用闪火法将大小合适的罐具吸拔于大椎、肺俞、定喘上。通常每次取 1～3 个穴位，每次留罐 10～15 分钟，每日拔罐 1 次，每次要更换穴位，7～10 次为 1 个疗程。

适应证：慢性支气管炎。

处方五

取穴：肺俞、膏肓、风市、脾俞。

操作：患者取适当的体位，充分暴露需拔罐处皮肤，局部常规消毒后，用闪火法将大小合适的罐具吸拔于肺俞、膏肓、风市、脾俞上。通常每次留罐 10～15 分钟，2～3 日拔罐 1 次，5～7 次为 1 个疗程。

适应证：慢性支气管炎。

处方六

取穴：大椎、风门、肺俞、膏肓、曲垣。

操作：患者取适当的体位，充分暴露需拔罐处皮肤，局部常规消毒后，用投火法将大小合适的罐具吸拔于大椎、风门、肺俞、膏肓、曲垣上。通常每次留罐 10～15 分钟，3～4 天拔罐 1 次，5 次为 1 个疗程。

适应证：慢性支气管炎。

处方七

取穴：大椎、身柱、天柱、风门、肺俞、膈俞、膏肓、曲池、尺泽、合谷、天突。

操作：患者取适当的体位，充分暴露需拔罐处皮肤，局部常规消毒后，用闪火法将大小合适的罐具吸拔于大椎、身柱、天柱、风门、肺俞、膈俞、膏肓、曲池、尺泽、合谷、天突上。通常每次留罐 10～15 分钟，2～3 日拔罐 1 次，5～7 次为 1 个疗程。

适应证:慢性支气管炎。

处方八

取穴:第一组为外定喘(大椎穴旁开1.5寸处,双),第二组为肺俞(双),第三组为中喘(第5~6胸椎棘突之间旁开3寸处,双)。

操作:患者取适当的体位,充分暴露需拔罐处皮肤,局部常规消毒后,用药罐法进行治疗。治疗时将用过的头孢曲松钠小瓶底磨掉,即成小抽气罐,在其内盛入药液(用白芥子、细辛、延胡索各30克,甘遂10克,共研为细末,置于75%酒精500毫升内浸泡1周,过滤后即可使用)2.5毫升,之后将装好药液的罐具迅速垂直叩于穴位上,不使罐中药液流出,接着用20毫升1次性注射器将针头从瓶塞刺入,把瓶内空气抽出,构成负压,即吸附于穴位上,局部皮肤被拔起达一定高度后,将针头拔出,待20~30分钟,罐内皮肤出现深红色的红晕,即可将罐去掉。通常每次选用1组穴位,每日治疗1次,3天轮回穴位1次,每个穴位轮回5次,共15次为1个疗程。

适应证:急、慢性支气管炎。

二十一、应用拔罐疗法调治慢性支气管炎应注意什么?

咨询:我是慢性支气管炎老病号,知道应用拔罐疗法能增强体质,调治慢性支气管炎,避免或减少病情复发加重,今天女儿给我买个拔罐器,让我用拔罐的方法调理一下,听说拔罐调治慢性支气管炎有很多注意点,请问**应用拔罐疗法调治慢性支气管炎应注意什么?**

解答:尽管拔罐疗法操作简单,使用安全,无明显不良反应及禁忌证,但若使用不当,同样会导致不良后果。为了保证拔罐疗法调治慢性支气管炎安全有效,避免不良反应发生,在应用拔罐疗法时,应注意以下几点。

（1）患者要选择舒适、适当的体位,拔罐过程中不能移动体位,以免罐具脱落;要根据不同部位选择不同口径的罐具,注意选择肌肉丰满、富有弹性、没有毛发及局部平整的部位,以防掉罐,拔罐动作要稳、准、快。

（2）要注意拔罐的禁忌证,凡高热抽搐、皮肤过敏、皮肤有溃疡、水肿及大血管相应的部位不宜拔罐,孕妇的腹部和腰骶部也不宜拔罐,常有自发性出血或损伤后出血不止的患者也不宜使用拔罐法。

（3）在拔罐治疗时,应进行严格消毒,防止感染及乙型肝炎等传染病的发生。拔罐时要保持室内温暖,防止受凉感冒;拔罐后应避免受凉和风吹,注意局部保暖。

（4）坐罐时应注意掌握时间的长短,以免起疱;起罐时应以指腹按压罐旁皮肤,待空气进入罐中,即可取下,切忌用力硬拔。如果上次拔罐后局部出现的瘀血尚未消退,则不宜在原处再拔罐。

（5）拔罐后局部皮肤出现发红、发紫属于正常现象,可在局部轻轻按揉片刻,不必特殊处理;如果局部皮肤出现小的破溃,也可不做特殊治疗,但应注意保持局部皮肤的清洁与干燥,防止发生细菌感染;对于较大的皮肤糜烂破溃,应将局部消毒处理后,用消毒的纱布敷盖,松轻包扎,避免感染化脓。

（6）拔罐疗法调治慢性支气管炎的作用有限,临床中应注意与药物治疗、饮食调养、运动锻炼等其他治疗调养方法配合应用,以提高疗效。

二十二、调治慢性支气管炎常用的药物敷贴处方有哪些？

咨询:我朋友老刘,患有慢性支气管炎,每逢受凉出现咳嗽、咳痰,他都是用药物敷贴的方法进行调理,效果很好,我爱人也患有慢性支气管炎,这两天时不时咳嗽、咳痰,想用敷贴的方法调理一下,请您给我讲一讲**调治慢性支气管炎常**

用的药物敷贴处方有哪些?

解答:药物敷贴确实能调治慢性支气管炎,改善或消除咳嗽、咳痰等症状,您爱人患有慢性支气管炎,这两天时不时咳嗽、咳痰,用药物敷贴法进行调理是合适的。用于调治慢性支气管炎的药物敷贴处方有很多,下面介绍一些临床常用者,供您参考。

处方一

组成:五味子适量。

用法:将五味子研为细末,用时取适量放于胶布中心,分别贴于脐部及肺俞、膏肓、膻中、气海穴。通常每日敷贴 1 次,15 次为 1 个疗程。

功效:宣肺止咳化痰。

适应证:慢性支气管炎。

处方二

组成:白术 6 克,党参、干姜、炙甘草各 3 克。

用法:将白术、党参、干姜、炙甘草共研为细末,混匀后放入脐窝内,外用纱布覆盖,胶布固定。通常 3 日换药 1 次,3 次为 1 个疗程。

功效:祛痰止咳。

适应证:慢性支气管炎。

处方三

组成:白芥子、白矾各 30 克,面粉、米醋各适量。

用法:将白芥子、白矾共研为细末,与面粉混匀后用米醋调成膏状,每次取适量药膏,于晚上睡觉前敷贴于涌泉、定喘、天突穴,用纱布覆盖,胶布固定,12 小时后去掉。通常每日敷贴 1 次,3~12 次为 1 个疗程。

功效:宣肺化痰止咳。

适应证:慢性支气管炎。

处方四

组成:牛蒡子、鱼腥草各20克,葱白5克,冰片0.5克。

用法:将牛蒡子、鱼腥草共研为细末,之后与捣烂之葱白、冰片混合搅匀,敷于脐周,外用胶布覆盖固定。通常每日敷贴1次,1周为1个疗程。

功效:清热化痰止咳。

适应证:慢性支气管炎肺热咳嗽、痰稠者。

处方五

组成:白矾30克,二丑(牵牛子)15克,面粉、米醋各适量。

用法:将白矾、二丑共研为细末,加面粉适量搅匀,用米醋调成糊状,于晚上睡觉前敷贴于双足底之涌泉穴,用纱布覆盖,胶布固定,次日晨起去掉。通常每日敷贴1次,10次为1个疗程,可连用1~2个疗程。

功效:宣肺清热,止咳化痰。

适应证:慢性支气管炎偏热者。

处方六

组成:胡椒7粒,桃仁10粒,杏仁4粒,栀子3克,鸡蛋清适量。

用法:将胡椒、桃仁、杏仁、栀子共捣烂,用鸡蛋清调成糊状,分敷于双足底之涌泉穴,用纱布覆盖,胶布固定。通常每日换药1次,10次为1个疗程。

功效:宣肺化痰,止咳平喘。

适应证:慢性支气管炎久咳痰多、喘息者。

处方七

组成:制半夏10克,白果仁9克,杏仁、细辛各6克,生姜汁适量。

用法:将制半夏、白果仁、杏仁、细辛共研为细末,混匀后用生姜汁调成糊状,外敷于脐部,用纱布覆盖,胶布固定。通常每日换药1次,10次为1个疗程。

功效:温肺散寒,止咳化痰。

适应证:慢性支气管炎痰稀色白、咳嗽喘满者。

处方八

组成:麻黄 20 克,细辛、芫花、肉桂各 10 克,白芥子、杏仁各 30 克,白酒适量。

用法:将麻黄、细辛、芫花、肉桂、白芥子、杏仁共研为细末,装瓶备用。用时以白酒调药粉为药饼,如铜钱大小,烘热分别敷贴于肺俞、天突穴,用纱布覆盖,胶布固定,次日晨起去掉。通常每晚敷贴 1 次,10 次为 1 个疗程。

功效:润肺化痰止咳。

适应证:慢性支气管炎。

处方九

组成:公丁香 0.5 克,肉桂、麻黄各 5 克,苍耳子、白芥子、半夏各 3 克,酒精适量。

用法:将公丁香、肉桂、麻黄、苍耳子、白芥子、半夏共研为细末,混匀后用酒精调成糊状,外敷于神阙穴,用纱布覆盖,胶布固定。通常 48 小时换药 1 次,10 次为 1 个疗程,可连用 3 个疗程,每个疗程间隔 5～7 日。

功效:宣肺散寒,止咳化痰。

适应证:慢性支气管炎偏寒者。

处方十

组成:苍耳子、苍术、白芥子、细辛各 5 份,公丁香、肉桂、半夏各 3 份,麻黄 10 份,麝香 1 份。

用法:将上药(麝香除外)共研为细末,再加入麝香混匀,装瓶密闭备用。用时取药粉适量,用脱脂棉薄裹如小球,放入脐窝内,外用胶布固定。通常隔日换药 1 次,10 日为 1 个疗程。

功效:顺气润肺,止咳化痰。

适应证：慢性支气管炎。

二十三、应用药物敷贴法调治慢性支气管炎应注意什么？

咨询：我最近一段时间时常咳嗽、咳吐稀白痰，有时还气喘，每于晚上或受凉时加重，经检查诊断为慢性支气管炎，今天同事给我一个药物敷贴方，说能调治慢性支气管炎，我想试一试，但又不太放心，我要咨询的是**应用药物敷贴法调治慢性支气管炎应注意什么？**

解答：为了保证药物敷贴法调治慢性支气管炎安全有效，避免不良反应发生，在应用药物敷贴法调治慢性支气管炎时，应注意以下几点。

（1）注意局部消毒：敷药局部要注意进行清洁消毒，可用 75% 酒精作局部皮肤擦拭，也可用其他消毒液洗净局部皮肤，然后敷药，以免发生感染。

（2）做到辨证选药：外敷药和内服药一样，也应根据病情的不同辨证选药，抓着疾病的本质用药，方能取得好的治疗疗效，切不可不加分析地乱用。药物敷贴法必须在医生的指导下，掌握操作要领和注意事项，根据药物敷贴法的适应证选择患者，严禁有敷贴禁忌证者进行药物敷贴治疗。

（3）正确选穴敷药：在应用穴位敷药时，所取穴位不宜过多，每穴用药量宜小，贴敷面积不宜过大，时间不宜过久。要注意外敷药物的干湿度，过湿容易使药糊外溢，太干又容易脱落，一般以药糊为稠厚状有一定的黏性为度。

（4）重视不良反应：一些刺激性较大或辛辣性的药物对皮肤有一定的刺激作用，可引起局部皮肤红肿、发痒、疼痛、起疱等不良反应；有些患者敷药后还可出现皮肤过敏等现象，还有些患者对胶布或伤湿止痛膏过敏。对这些患者应及时予以对症处理，或改用其他治疗方法。敷贴部位皮肤有破损者及伴有其他重病者，不宜采用药物敷贴法。

（5）注意配合他法：药物敷贴疗法调治慢性支气管炎的作用有限，临床中应注意与药物治疗、饮食调理、运动锻炼等其他治疗调养方法配合应用，以发挥综合治疗的优势，提高疗效。

二十四、什么是冬病和冬病夏治？冬病夏治适宜于哪些疾病？

咨询：我最近时常咳嗽、咳痰，通常是晚上或受凉时加重，经检查诊断为慢性支气管炎，自从患病后，我特别关注有关慢性支气管炎的防治知识，听说冬病夏治能治疗调养慢性支气管炎，我想进一步了解一下，请问**什么是冬病和冬病夏治？冬病夏治适宜于哪些疾病？**

解答：所谓冬病，是指在寒冷的冬季容易发病或病情容易加重的疾病，如慢性支气管炎、支气管哮喘、慢性阻塞性肺气肿、类风湿关节炎以及中医脾胃虚寒类疾病等。冬病只是一个相对的概念，它根据患者个体素质的差异而具有个体特殊性，如某些支气管哮喘患者素体阳虚寒盛，每遇寒冬时令喘病即发作或加重，对于此类患者之哮喘病即属冬病的范畴，也有一些支气管哮喘患者并非阳虚寒盛体质，其发病时节不在寒冬，而在春秋花木生长、繁茂之时，对于此类患者之哮喘则不属于冬病的范畴。

冬病夏治是中医学的一种独特防病治病方法，它是根据中医学"天人合一"的理论和《内经》"春夏养阳"的原则，利用夏天特别是三伏天是自然界阳气也是人体阳气最旺盛的有利时机，通过合理的调治可以事半功倍，达到治病求本，调整人体的阴阳平衡，使一些宿疾得以控制和康复，预防复发的目的。中医历来强调夏季调养，利用夏季阳气旺的特点来改善体质，增强免疫力，使病情好转，甚至不再发病。不论是内服中药、外用中药，还是艾灸调理、饮食调养等，冬病夏治的目的主要是通过益肺、健脾、补肾等手段，鼓舞正气，驱逐宿邪，疏通经络,活血通脉,温经散寒,从而使人体阳气充沛,抗寒能力增强,经络气血贯通,从而达到治病求本、控制病情、防止再发的目的。

冬病夏治的范围除了传统的呼吸系统疾病(包括慢性支气管炎、支气管哮喘、慢性阻塞性肺气肿、体虚感冒)、消化系统疾病(各种虚寒型胃痛、腹痛、腹泻)、骨关节系统疾病(各种关节炎、颈椎病、腰椎病)外,各种体质虚弱、容易生病的亚健康人群,怕冷、怕风、怕寒等人群,以及长期室内久坐导致的全身无力、局部不名原因的疼痛等,进行冬病夏治也会收到意想不到的效果。冬病夏治虽好,但并非包治百病,时下许多小专科医院、小诊所甚至美容院也打起冬病夏治的旗号大肆宣传,宣称能治疗近视、糖尿病、高血压、冠心病,甚至连减肥都有,其实冬病夏治有针对性,并非什么病都适合,患者一定要加以甄别,最好到正规医院的专科就诊。

慢性支气管炎大多本虚标实、反复发作,寒冷时节为其高发、多发季节,缓解期多在夏季,在长期临床实践的基础上,历代医学家依照"春夏养阳"的观点及"急则治其标,缓则治其本"的治疗原则,于夏季从"本"治疗,进行冬病夏治,以鼓舞正气,增强机体抗病能力,达到扶正固本、减少其冬季发作次数、减轻发作程度的目的。冬病夏治是防治慢性支气管炎的重要手段之一,慢性支气管炎患者可在医生的指导下适时进行冬病夏治。

二十五、调治慢性支气管炎常用的冬病夏治方法有哪些?

咨询:我患有慢性支气管炎,通常是在寒冷的冬季复发或加重,我知道通过冬病夏治,用药物敷贴法能增强体质,控制病情,防止或减少慢性支气管炎复发,听说冬病夏治并不是单纯的药物敷贴,还有其他方法,请问**调治慢性支气管炎常用的冬病夏治方法有哪些?**

解答：的确，冬病夏治并不是单纯的药物敷贴，还有其他方法。用于调治慢性支气管炎的冬病夏治方法有多种，但就临床来看，尤以中药内服、药物敷贴、艾灸疗法以及药膳调理最为常用。

1. 中药内服

中药内服是中医治疗调养疾病最主要的手段，也是调治慢性支气管炎常用的冬病夏治方法。在慢性支气管炎处于缓解期的夏季，根据"缓则治其本"的原则，对慢性支气管炎进行冬病夏治，辨证用药，能调整肺脾肾之功能，使其强健协调，防治慢性支气管炎，阻止其进一步发展。

2. 药物敷贴

药物敷贴是把中草药药物经加工处理，在人体体表某一部位外敷或贴穴，使外敷药物通过肌肤吸收或借助对穴位、经络的刺激作用来治疗疾病的一种外治方法。药物敷贴是调治慢性支气管炎最常用的冬病夏治手段，通常人们所说的冬病夏治方法，主要就是指药物敷贴法。

3. 艾灸疗法

艾灸疗法是以艾绒为主要材料制成的艾柱或艾条，点燃后在体表的一定穴位或部位熏灼，给人体以温热性刺激，以防治疾病的一种治病保健方法。艾灸疗法也是临床较常用的冬病夏治方法，慢性支气管炎患者可在医生的指导下选用艾灸疗法进行冬病夏治。

4. 药膳调理

药膳是天然中药与食物巧妙结合而配制的食品，药膳从营养学角度来讲比普通食品更优越，它以中医基本理论为基础，以传统烹调技术为手段，具有药食兼备的特点。药膳以辅助治病、保健强身为目的，也是慢性支气管炎患者常用的冬病夏治手段。

二十六、慢性支气管炎冬病夏治常用的敷贴处方有哪些?

咨询:我患慢性支气管炎已多年,每年冬季都复发加重,听说通过冬病夏治,夏天用药物敷贴法进行调理,能增强体质,减少冬季复发,我准备今年夏天进行药物敷贴,不过还没有找到敷贴的处方,请您给我介绍一下**慢性支气管炎冬病夏治常用的敷贴处方有哪些?**

解答:通过冬病夏治,夏天用药物敷贴法进行调理,确实能增强慢性支气管炎患者的体质,减少慢性支气管炎冬季复发。适用于慢性支气管炎冬病夏治的药物敷贴处方有很多,它们各有不同的适用范围,下面介绍一些临床常用者,供您参考。

处方一

组成:白芥子、延胡索各 2 克,生甘遂、生川乌、牙皂、桂枝各 1 克,公丁香 0.2 克,生姜汁、麻油(或菜油)各适量。

取穴:肺俞、风门、膏肓。

用法:将上药研为细末,前 6 味药末用生姜汁加麻油(或菜油)制成药饼,在药饼中间加入公丁香粉,分别敷贴于肺俞、风门、膏肓诸穴。每次敷贴 2~4 小时,局部有烧灼感或蚁行感时去掉,再经过 8~10 小时皮肤发红,有极个别患者局部出现小水疱。每年三伏的第一天各敷贴 1 次。

适应证:能温阳除寒,化痰活血,治疗慢性支气管炎。

处方二

组成:白芥子、延胡索各 21 克,甘遂、细辛各 12 克,生姜汁适量。

取穴:肺俞、心俞、膈俞。

用法:将白芥子、延胡索、甘遂、细辛共研为细末(此为 1 人 1 年的用量),于夏季三伏天开始使用。每次以三分之一的药末,加生姜汁适量调成稠膏状,分摊于 6 块直径约为 5 厘米的油纸或塑料布上,贴于背部肺俞、心俞、膈俞(均为双侧)上,外用胶布固定,贴 4 ~ 6 小时去掉。通常每隔 10 天贴 1 次,于初伏、中伏、末伏各贴 1 次,共 3 次,连贴 3 ~ 5 年,宜晴天中午前后贴敷,阴雨天贴效果欠佳,贴药后不宜过多活动。

适应证:对喘息性慢性支气管炎、支气管哮喘有良好的防复发作用,疗效随贴药年限的延长而逐渐提高。

处方三

组成:白芥子 30 克,巴豆 20 克,甘遂、细辛各 15 克,轻粉 10 克,冰片 2 克,炼蜜 50 克。

取穴:定喘(双)、肺俞(双)、肾俞(双)、足三里(双)、膻中。

用法:将白芥子、巴豆、甘遂、细辛、轻粉、冰片共研为细末,炼蜜调成软膏状,每次取药膏 1 克左右,置于 4 厘米×4 厘米大小的伤湿止痛膏中央(医用胶布亦可),摊成约 2 毫米厚、直径 1.5 厘米的圆饼,分别贴敷于常规消毒后的定喘(双)、肺俞(双)、肾俞(双)、足三里(双)、膻中上。贴药后渐觉痒热,一般经 4 ~ 6 小时,局部灼痛时取下,当时或 12 小时内,局部红肿起小水泡,涂以红霉素软膏,消毒纱布覆盖,每 2 日换药 1 次,一般经 5 ~ 7 天水泡自破或逐渐吸收,皮肤结痂脱落恢复正常。贴敷时间选择在每年阴历初伏开始,至三伏结束,每隔 10 天贴 1 次,共 3 次。

适应证:能温阳逐饮,化痰止咳平喘,对慢性支气管炎有较好的治疗和防复发作用。

处方四

组成:炙白芥子、桂枝、五味子、补骨脂各 21 克,细辛 6 克,麝香 3 克,新鲜生姜汁适量。

取穴:肺俞、心俞、膈俞。

用法:将炙白芥子、桂枝、五味子、补骨脂、细辛、麝香共研为细末,用新鲜生姜汁调成稠膏状,贴敷于肺俞、心俞、膈俞穴。每年初伏、中伏、末伏第一天各贴敷1次,每次贴6~8小时,贴药后用红外线照射治疗15分钟,帮助药物吸收,若局部灼热疼痛难忍可提前取下,连贴3年。

适应证:能温阳化饮,补肾纳气,增强体质,减少感冒,治疗慢性支气管炎。

处方五

组成:白芥子、甘遂、延胡索、制半夏各3份,细辛1份,冰片、薄荷各0.5份,老姜汁适量。

取穴:①大椎、肺俞、风门、膻中;②膏肓、定喘、百劳、肾俞;③心俞、膈俞、大杼、身柱、天突。

用法:将上药共研为细末(老姜汁除外),用老姜汁调成糊状,做成直径8毫米、厚3毫米的药饼。初伏第一天、中伏第一天和末伏第一天分别选取上述①、②、③组穴位,穴位局部皮肤常规消毒后,用梅花针轻轻叩刺,以皮肤微红为度,然后把做好的药饼置于穴位上,用橡皮膏固定。一般贴药时间为24小时,如因疼痛、皮肤发痒不能坚持,可于12小时后取下。第二天在贴敷的穴位处以闪火法拔罐,留罐5分钟,取罐后用75%酒精消毒治疗部位。治疗期间忌食生冷食品,多数患者用此法贴敷后易起水疱,嘱患者不要搔破,防止感染,如水疱较大,可用注射器吸出,用消毒,保持干燥,3~4天可痊愈。

适应证:能温阳利气,化痰逐饮,治疗慢性支气管炎。

二十七、慢性支气管炎冬病夏治常用的艾灸处方有哪些?

咨询:我患慢性支气管炎已多年,知道冬病夏治能增强体质,减少慢性支气管炎冬季复发,去年冬病夏治我用的是药物敷贴法,效果还不错,因为药物敷贴太麻烦,今年冬病夏治我想改用艾灸的方法,请您给我讲一讲**慢性支气管炎冬病夏治常用的艾灸处方有哪些?**

解答:冬病夏治的方法有多种,并不单纯是药物敷贴。冬病夏治除药物敷贴外,还有中药内服、艾灸疗法以及药膳调理等。您患有慢性支气管炎,准备冬病夏治,因为药物敷贴太麻烦,想改用艾灸的方法,是可行的。用于慢性支气管炎冬病夏治的艾灸处方有很多,下面选取几则临床常用者,从取穴、操作、适应证三方面逐一给您介绍。

处方一

取穴:足三里、石门。

操作:患者取适当的体位,采用艾条温和灸的方法,用艾条依次灸治足三里(10 分钟左右)、石门(5 分钟左右),以皮肤发红为度。通常于夏至后开始,起床及睡前各灸治 1 次,10 日后改为每日 1 次,可常年灸治不断,也可每于夏至后灸治 3 个月左右。

适应证:慢性支气管炎。

处方二

取穴:膻中、天突、尺泽、肺俞。

操作:患者取适当的体位,局部常规消毒后,采用先针后灸的方法进行治疗。先行针刺,得气后以艾炷置于针柄上燃之,使艾火之温直达经脉。通常于夏至后开始,每周灸治 1～2 次,可灸治 4～8 周。

适应证:慢性支气管炎咳痰清稀,气短懒言,遇冷易发者。

处方三

取穴:大椎、定喘、肺俞、厥阴俞、心俞。

操作:患者取适当的体位,局部常规消毒后,先用梅花针在大椎、定喘、肺俞、厥阴俞、心俞上叩刺,然后把新鲜生姜切成 3 毫米厚的薄姜片贴在上述穴位上,用艾条进行隔姜温和灸。通常每次每穴熏灸 5～10 分钟,每周灸治 1～2 次,可灸治 4～8 周,于夏至后进行,同时可配合服用补肾健脾益肺的中药汤剂或中成药固本咳喘片。

适应证:慢性支气管炎。

处方四

取穴:大椎、定喘、肺俞、足三里、风门。

操作:患者取适当的体位,采用艾条温和灸的方法,用艾条依次灸治大椎、定喘、肺俞、足三里、风门。通常于夏至后开始,每次每穴熏灸 5～10 分钟,每周灸治 2～3 次,每年连续灸治 3 个月左右。

适应证:慢性支气管炎。

处方五

取穴:大椎、定喘、风门、肺俞、厥阴俞、心俞。

操作:患者取适当的体位,局部常规消毒后,用七星针在大椎、定喘、风门、肺俞、厥阴俞、心俞等穴上叩刺后,把新鲜生姜切成 3 毫米厚的薄姜片贴在上述穴位上,姜片上放中艾炷进行隔姜熏灸。通常每穴灸 3 壮,每周灸治 3 次,在三伏天内进行,共灸治 12 次。

适应证:慢性支气管炎。

二十八、慢性支气管炎患者常用的自我按摩方法有哪些?

咨询:我患有慢性支气管炎,知道慢性支气管炎患者要重视自我调养,加强运动锻炼,注意防寒保暖防感冒,听说自我按摩也能增强体质,调治慢性支气管炎,我准备试一试,还不知道自我按摩的方法,我要咨询的是**慢性支气管炎患者**

常用的自我按摩方法有哪些?

解答:这里首先告诉您,自我按摩确实能增强体质,调治慢性支气管炎。用于调治慢性支气管炎的自我按摩方法有多种,下面介绍几种常用者,您可以根据您的具体情况选择其中的一种方法,每天按摩 1~2 次,做到长期坚持,相信会有不错的效果。

方法一

(1)两手掌心相对,合拢,上下搓动,使手掌发热迅速抚于面部,重复数次。

(2)食指或中指擦鼻翼两侧,发热为度。

(3)按揉迎香穴,时间 1~3 分钟。

(4)手掌横擦前胸部 8~12 遍。

(5)点按止咳点(手掌拇指侧,腕横纹上方对虎口处)、咳喘点(俯卧状,在第 7 颈椎棘突下缘中点旁开 0.5 寸处)、列缺穴,时间各 1~3 分钟。

方法二

(1)取坐位,用食指、中指、无名指三指从天突分推至敛突下,往返数十遍,并按揉搓天突、缺盆、中府、膻中数十遍,以单手掌自上而下横擦前胸部数十遍,双手掌自上而下各擦同侧胁肋部数十遍,以单手轻拍对侧前胸部数十遍。

(2)按揉尺泽、列缺、足三里、丰隆等穴数十遍,搓摩足底数十遍。

方法三

(1)点按天突穴:用食指指尖按天突穴,指力方向朝胸骨柄后方用力,随呼气手指退出、吸气手指按进的方法操作,点按 1 分钟。

(2)掐鱼际穴:用一手拇指的指端用力陷另一手大鱼际中段的鱼际穴 1 分钟,以有酸胀感为度,两侧交替进行。

(3)捏拿颈肌:反手向颈后,在距后正中线左、右旁开 1.5 寸的膀胱经线上,用拇指、食指、中指捏拿颈项,由后发际至第 4 胸椎段,自上而下捏拿,反复 18

遍,力度以能忍受为宜。顺势用四指指腹面上下反复推擦颈肌 18 遍。

(4)揉膻中、中脘:双手互相摩擦发热后,用掌心按揉膻中、中脘各 1 分钟,以局部透热为度。

(5)捏揉胸肩:先用两掌心从胁肋下缘向锁骨擦揉胸部 2 分钟,然后用右手掌捏揉胸部胸肌、左肩约 1 分钟,继之换左手,手法同前。

方法四

(1)两手微握空拳,用屈曲的拇指指背,平贴在鼻梁的两侧,做自鼻根至鼻翼旁侧迎香穴处的往返推擦,同时用拇指指间关节按压迎香、鼻通。

(2)用两手拇指或中指指端按揉双侧风池穴,而后用中指按揉大椎穴。

(3)以双手拇指、食指相对,揉捏、提拉耳垂,逐渐向上乃至全耳,用力不宜太大。

(4)用两手食指、中指、无名指的指腹,从印堂穴推向太阳穴。

(5)两手十指张开,屈曲呈"梳状",用十指尖端叩压在前头部,依次自前头部向后头部按压,直至头顶,而后改十指并拢沿后头部向后滑捋至颈部。

(6)取坐位,先用热水洗脚,再用小鱼际摩擦涌泉穴。

(7)用拇指点揉双侧足三里、三阴交。

方法五

(1)用双手掌的小鱼际部横搓印堂穴,再沿鼻根两侧下移,按摩迎香穴,再返回按印堂穴。如此反复数十次,然后用拇指指端掐按合谷穴 1 分钟,两侧交替进行。

(2)用右手中指指端勾点天突穴,用拇指指腹按压璇玑、膻中,再用一手中指指端按揉中府穴,以上各穴分别按压 1 分钟。

(3)用手掌面来回搓抹前胸到胁肋部 3～5 遍,先操作一侧胸胁部,再操作另一侧;用右手五指面推前胸部,左手放右手上面稍助力,从锁骨下一直推到两侧的第 12 肋部位,连续操作 30 遍。

(4)自感呼吸困难、气急时,可用右手食指指尖点天突穴,用拇指按中府、膻中、孔最、尺泽、内关等穴 30 秒钟。咳嗽痰多而稠者加按揉足三里、丰隆各 1 ~ 2 分钟。

(5)用右手擦左侧胁肋部,用左手擦右侧胁肋部。擦至有热感为宜。用食指指间关节或中指端或用食指第一指间关节突起部按揉肾俞、命门各 1 分钟,再用双手掌根部自上而下摩擦腰部,达到有温热感为适宜。

(6)两手十指微张与肋间隙等宽,分别用两手的指腹叩压在胸壁上,自胸肋关节处向两侧胁肋部分推,然后用两手掌指重叠按压中脘穴。

(7)用手掌自上而下推摩胸部数次。用双手中指按于第 5 肋间隙,手掌按于乳根穴进行揉擦,时间 1 ~ 2 分钟。

(8)用食指、中指、无名指并拢推大椎穴 1 分钟,然后用左右手掌交替擦颈项,以发热为度。

(9)用拇指指端交替点按双侧内关、郄门各 1 ~ 2 分钟。

二十九、用于调治慢性支气管炎的简单按摩方法有哪些?

咨询:我今年 55 岁,患有慢性支气管炎,时常咳嗽、咳痰,从一档养生节目中看到有一些简单的按摩方法,能调治慢性支气管炎,减轻咳嗽、咳痰等症状,想试一试,但不清楚有哪些简单的按摩方法,我想了解一下**用于调治慢性支气管炎的简单按摩方法有哪些?**

解答:的确有一些简单的按摩方法,能调治慢性支气管炎,减轻咳嗽、咳痰等症状,下面介绍几种,希望对您有所帮助。

方法一

(1)患者取坐位,操作者以一手扶头,另一手拇指与其余四指揉拿颈项部20次,同时点按风池穴数次。

(2)患者取俯卧位,操作者以掌指于患者背部自上而下反复推揉背俞15次,并点按肺俞、风门数次。

(3)患者取仰卧位,操作者立于患者头前,双手分别过患者双肩,用大鱼际或余四指着力于两侧胸胁部,从胸骨正中起自上而下分推至左右腋中线,反复20次,并点按云门、中府、膻中穴数次。

方法二

(1)患者取俯卧位或坐位,操作者立于患者一侧,用手掌在背部自上而下做推法,重点在督脉经、膀胱经处治疗,连推3~5遍,并点按上述穴位各1遍。

(2)从背部到腰骶部,连续用掌根部位按揉数遍,最后在肺俞、心俞、大椎及腰部的肾俞、命门处横擦,以透热为度。

方法三

(1)患者取俯卧位,操作者立于患者一侧,沿脊柱正中督脉及两旁之膀胱经上做滚法5~10分钟,然后点按风门、肺俞、大椎、脾俞、膏肓、肝俞以及上背部出现的压痛点,最后再沿脊柱及两侧做掌推法。

(2)患者取仰卧位,操作者立于患者一侧,在其膻中、中府、尺泽、孔最、丰隆、照海等穴点按揉擦5~10分钟。

方法四

(1)患者取仰卧位或坐位,操作者立于患者一侧,用双手指面搓摩胸胁来回操作5遍。

(2)用手掌面横摩前胸部,沿锁骨下缘开始到第12肋往返操作3遍。

(3)用掌摩法按顺时针方向按摩胸部5分钟。

（4）用双手拿肩井穴2分钟，再从肩部拿到臂部，往返操作3遍，先做一侧上肢，再做另一侧。

（5）用点法点按中府、尺泽、孔最、列缺、内关、合谷、足三里、丰隆各1遍，每穴30秒钟，达到酸胀感为宜，最后搓、抖上肢，大幅度地摇上肢，结束治疗。

三十、调治慢性支气管炎常用的单穴按摩法有哪些？

咨询：我是个乡村医生，喜欢用按摩调理身体，我大哥患有慢性支气管炎，最近时常咳嗽、咳痰，我想让他用按摩的方法调理一下，听说有一些单穴按摩法能调治慢性支气管炎，但不知道具体操作方法，请您给我讲一讲**调治慢性支气管炎常用的单穴按摩法有哪些？**

解答：单穴按摩法方法简单，能调治慢性支气管炎，通常每次按摩10分钟左右，每日按摩1～2次，只要坚持按摩，定能收到满意的效果。下面介绍几种调治慢性支气管炎常用的单穴按摩法，供您参考。

1. 按摩太阳穴

方法：左手抬起，经过头顶部，用左手中指点按右太阳穴，同时向前做等速度缓慢转动20次，再向后转动20次，之后用同样的方法用右手中指点按左太阳穴。

要求：上体保持正直，肘关节抬高，呼吸均匀，按摩刺激强度中等。

作用：有防治感冒和治疗由咳喘引起的头痛的作用。抬臂能起扩胸和加强呼吸肌力度的作用。

2. 按摩风池穴

方法：两臂抬起，两手按于枕骨后，用拇指按摩风池穴，捻转方法同按摩太阳穴。

要求:身体正直,头稍低,臂尽量向后拉,以利于扩胸深呼吸。

作用:可防治感冒,并能调治高血压。抬臂扩胸能增加呼吸深度。

3. 按摩天突穴

方法:左臂抬起,肘高于肩,用左手拇指向下点按天突穴,深呼吸 5 次,然后换右手拇指点按。

要求:上体正直,吸气时点压要强,呼气时点压逐渐减弱。

作用:有治疗气管炎、哮喘的作用。抬臂抬肘时能扩胸,加强呼吸肌力度。

4. 按摩膻中穴

方法:左手抬高,肘关节向外与胸平,用左手中指点按膻中穴 10 ~ 15 次,然后换右手做,方法相同。

要求:上体正直,呼吸均匀。

作用:有止咳平喘、治疗支气管炎的作用。

5. 按摩足三里穴

方法:端坐位,两脚抬起蹬在另一只凳子的横木上,用两手中拇同时点按左右足三里穴,向前转动 20 次,再向后转动 20 次,然后脚放下。

要求:上体正直,不要弯腰,小腿前侧肌肉放松,便于点按穴位。

作用:有强壮身体,增强机体抗病能力的作用。

三十一、怎样用延年九转保健按摩法调治慢性支气管炎?

咨询:我患有慢性支气管炎,最近时常咳嗽、咳痰,我知道慢性支气管炎患者要重视自我调养,听说延年九转保健按摩法能调治慢性支气管炎,消除咳嗽、咳痰等症状,我准备试一试,还不清楚怎么按摩,我要问的是**怎样用延年九转保健按摩法调治慢性支气管炎?**

解答:延年九转保健按摩法是以神阙、中脘、上脘、下脘穴为重点,自我按摩脘腹的一种方法。此法具有理气宽中,健脾和胃,调和气血,调整脏腑功能,促进机体新陈代谢等作用,对慢性胃炎、胃及十二指肠溃疡、胃肠功能紊乱、高脂血症、糖尿病、慢性胆囊炎、慢性支气管炎等多种慢性病有较好的调治作用,也是慢性支气管炎患者自我保健的好办法。

练习延年九转保健按摩法时要凝神静虑,初做轻摩缓动,呼吸自然,姿势1~8节以正身仰卧为主,也可采取自然站式。依次做完前8节为1度,每次可做2~3度,最后以第9节摇身为止。通常每日做1~3次,不要间断,做第9节时不可急摇用力,同时孕妇不宜应用。延年九转保健按摩法共分9节,下面是其具体按摩方法。

(1)以两手食指、中指、无名指3指按心窝(剑突下),由左向右顺摩圆,共转21次。

(2)以两手食指、中指、无名指3指,由心窝顺摩圆而下,边摩边移,摩至耻骨联合处止。

(3)以两手食指、中指、无名指3指,由耻骨联合处向两边分摩而上,边摩边移,摩至心窝两手交接为度。

(4)以两手食指、中指、无名指3指,由心窝向下,直推至耻骨联合处21次。

(5)以脐为中心,用右手由左下向右上绕摩脐腹21次。

(6)以脐为中心,左手由右下向左上绕摩脐腹21次。

(7)以左手叉腰,拇指向前,其余4指向后,轻轻捏定,以右手食指、中指、环指,自乳下直推至大腿根21次。

(8)以右手叉腰,拇指向前,其余4指向后,轻轻捏定,以左手食指、中指、环指,自乳下直推至大腿根21次。

(9)自然盘坐,两手握拳分按两膝上,两足趾稍收屈,将上身自左前向右后旋转 21 次，然后再自右前向左后旋转 21 次，摇身时可以逐渐将身向前后倾出，即向前摇时可将胸肩摇出膝前，以至摇伏膝上，向后摇时也尽量后仰。

三十二、应用按摩疗法调治慢性支气管炎应注意什么?

咨询:我今年 67 岁,是退休教师,患有慢性支气管炎,最近时常咳嗽、咳吐稀白痰,正在服用中成药祛痰止咳颗粒治疗,听说配合按摩疗法能提高疗效,我准备试一试,还不清楚按摩有哪些注意事项,请您给我讲一讲**应用按摩疗法调治慢性支气管炎应注意什么?**

解答:按摩疗法轻松舒适,不需耗费过多的精力,不增加患者的经济负担,慢性支气管炎患者在服药治疗的同时,配合适当的按摩,确实能消除咳嗽、咳痰等症状,提高疗效。为了保证按摩疗法调治慢性支气管炎安全有效,避免不良事件发生,在应用按摩疗法调治慢性支气管炎时,应注意以下几点。

1. 选择适宜环境和体位

应用按摩疗法调治慢性支气管炎时,应选择在安静、幽雅、空气清新的环境中进行,要保持心平气和,采取放松舒适的体位。寒冷季节按摩时,应注意室内温度,以防受凉感冒。

2. 注意采用适宜手法

应用按摩疗法调治慢性支气管炎应根据病情辨证论治,按补泻的不同正确施用手法,切不可不加分析地乱用。要根据不同的要求选用不同的手法,同时手法应力求轻柔和缓,动作宜轻、慢,节律要均匀,保持适宜的用力强度,用力不宜过大,切忌用重力或蛮力。自我按摩应在医生的指导下,在了解注意事项并掌握操作要领后进行。

3. 掌握按摩的适应证

要注意按摩治疗的适应证,严防有禁忌证的慢性支气管炎患者进行按摩治疗。按摩疗法适用于病情较轻且稳定的慢性支气管炎患者,以减轻或缓解其咳嗽、咳痰、气喘等自觉症状,对处于缓解期的患者按摩能防止其急性发作和阻止病情进一步发展,对于病情较重者,尤其是伴有严重并发症的患者,并非按摩疗效所适宜。

4. 按摩做到持之以恒

应用按摩疗法调治慢性支气管炎,必须做到持之以恒,要有信心和耐心,从整体着眼,局部着手,长期按摩,切忌三天打鱼,两天晒网。只要坚持按摩,必可收到恢复肺脾肾正常的生理功能,减轻或缓解慢性支气管炎患者咳嗽、咳痰、气喘等自觉症状,防止或减少慢性支气管炎急性发作和进一步发展的效果。

5. 注意与其他疗法配合

按摩疗法虽然安全有效,但其调治慢性支气管炎的作用较弱,取效较慢,临床单独应用者少见,通常宜与药物治疗、饮食调养、运动锻炼、针灸治疗等其他治疗调养方法配合应用,以提高疗效。

第五章 慢性支气管炎患者这样做咳喘消

俗话说,疾病三分治疗,七分调养,这足以说明自我调养在疾病治疗康复中所占地位之重要。如何从平时的生活起居做起,选择适合于自己的调养和康复手段,是广大慢性支气管炎患者十分关心的问题。本章详细解答了慢性支气管炎患者在自我调养康复的过程中经常遇到的问题,以便恰当选择调养和康复手段,只有这样做,才能提高机体抗病能力,稳定病情,促使疾病逐渐康复,消除咳喘,预防复发。

一、为什么说最好的医生是你自己？

咨询:我是个农民,患慢性支气管炎已 5 年,知道慢性支气管炎应注意防寒保暖防感冒,"医生"不要自己当,有什么不舒服及时就诊,不可自作主张买药吃,今天我看到钟南山院士曾说"最好的医生是你自己",把我弄糊涂了,请问**为什么说最好的医生是你自己?**

解答:其实"医生"不要自己当,有什么不舒服及时就诊,不可自作主张买药吃,与"最好的医生是你自己"并不矛盾,只是出发点不同,考虑的角度不一样而已。"医生"不要自己当,有什么不舒服及时就诊,不可自作主张买药吃,是说作为患者,缺少医学知识,不能不懂装懂,这样很容易耽误病情,引发严重的后果。而"最好的医生是你自己",是告诉我们应学会关爱自身的健康,平时注意养生,提高身体素质,以预防疾病的发生,如有身体不适,一定要及时检查,把病患扼杀在萌芽期。

2008 年 3 月,由中国光大银行和国际 SOS 救援中心共同在广州举办的"阳光关爱"全国知名专家健康讲座系列活动。当时由钟南山院士拉开首场讲演的序幕,其讲演的核心内容就是"最好的医生是你自己"。

目前人们工作生活压力不断增加,尤其是 40 岁左右的白领人群,他们的工作压力明显高于其他人群,但他们认为自身正是精力充沛的年龄,于是不顾自己的身体,拼命工作,透支健康。有调查显示,我国高级知识分子的平均寿命是 58 岁,远远低于我国人口的平均寿命 69 岁。钟南山院士说:"不少人 40 岁前以命搏钱,40 岁后以钱买命,我们在医院常常接触到这种人,体会颇为深刻"。

"生命有限,健康无价,健康是条单行线,只能进不能退,人应该学会关爱自身的健康"。钟南山院士引用了不少调查数据和生活实例进行演说。他说世界卫生组织定义的健康是指全面的健康,即身体健康、心理健康、社会适应性良好和道德高尚,这已被越来越多的人所认同。但有不少人仍然只是关注身体健康而忽略了其他部分,从而形成了亚健康人群。前几年有一项在全国十几个省市进行的调查,北京有75%的人处于亚健康状态,其次是广东,亚健康人数占73.77%,最好的是四川,但也占61%。

钟南山院士说,在决定人的健康程度因素中,遗传因素和环境因素只占15%和17%,医疗条件占8%,而生活态度、生活方式占了60%。合理膳食、适量运动、戒烟限酒、心理平衡、充足睡眠是人体健康的基石,其中心理平衡最为重要。"养生第一要义就是心理平衡,这是最重要也最难做到的一点。人们往往被忧虑、惧怕、贪求、怯懦、嫉妒和憎恨等不良情绪困扰"。他还指出,科学研究显示,情绪低落时人体的抗癌功能会衰退20%以上。

"要做到心理平衡,先要有一个明确的生活目标,并执着地去追求。调查显示,有明确生活目标的人的长寿概率相对要高。但这个目标不能太苛求,以至于以牺牲自己的健康为代价"。"若想身心松,三乐在其中,即知足常乐、自得其乐、助人为乐"。

"早防早治"也是钟南山院士向大家介绍的一个关键词。钟南山院士说:"要提高警惕,对高脂血症、冠心病、糖尿病、高血压、脂肪肝、慢性支气管炎、支气管哮喘、失眠、便秘等常见病做到早发现、早治疗,如有身体不适,一定要及时检查,把病患扼杀在萌芽期,最好的医生是你自己。"

二、饮食疗法能调养慢性支气管炎吗?

咨询:我今年46岁,有近5年的烟龄,近半年来时常咳嗽、咳痰,经检查胸部CT等,确诊为慢性支气管炎,我知道慢性支气管炎要加强运动锻炼,注意防寒保暖防感冒,听说饮食疗法也能调养慢性支气管炎,我是将信将疑,请问**饮食疗法能调养慢性支气管炎吗?**

解答:这里首先告诉您,饮食疗法确实能调养慢性支气管炎。饮食疗法又称"饮食调养""食物疗法",简称"食疗",它是通过改善饮食习惯,调整饮食结构,采用具有治疗作用的某些食物(疗效食品)或适当配合中药(即药膳),来达到治疗疾病、促进健康、增强体质目的的一种防病治病方法。

人们常说"民以食为天",粮油米面,瓜果蔬菜,盐酱醋茶,我们每天都要与之打交道。饮食在人类生活中占有非常重要的地位,食物是人体生命活动的物质基础,可改善人体各器官的功能,维持正常的生理平衡,调整有病的机体。我国自古以来就有"药食同源"之说,祖国医学十分重视饮食调养,早在《黄帝内经》中就有"五谷为养,五果为助,五畜为益,五菜为充"的记载,提出合理的配膳内容有利人体的健康。唐代伟大的医学家孙思邈在《千金方》中说:"凡欲治疗,先以食疗,既食疗不愈,后乃用药尔。"清代医家王孟英也说:"以食物作药物,性最平和,味不恶劣,易办易服。"希腊著名医生希波克拉底也曾强调指出:"营养适宜,治疗彻底,""食物药物应互为替补。"这些都说明了饮食调养对人体的健康、疾病的治疗具有特别重要的作用。食疗可以排内邪,安脏腑,清神志,资血气。了解食物的基本营养成分和性味作用,用食平疴,怡情遣病,是自我调养中最高明的"医道"。

饮食疗法确实能调治慢性支气管炎。遵循饮食宜忌而调理之,是治疗调养慢性支气管炎,增强机体抗病能力,恢复肺脾肾正常的生理功能,减轻或缓解慢性支气管炎患者咳嗽、咳痰、气喘等自觉症状,防止或减少慢性支气管炎急性发作和进一步发展的重要措施。饮食疗法有治疗效果而无明显不良反应,并且取材方便,经济实用,容易被人们所接受,所以慢性支气管炎患者必须重视饮食调养,注意选用饮食药膳进行调治。

三、慢性支气管炎患者的饮食调养原则是什么？

咨询：我今年 62 岁，患慢性支气管炎已有一段时间，我知道饮食调养有助于慢性支气管炎的治疗和康复，也很想注意饮食调养，就是不清楚应如何调养，听说慢性支气管炎患者的饮食调养是有一定原则的，我要咨询的是**慢性支气管炎患者的饮食调养原则是什么？**

解答：的确像您所说的那样，饮食调养有助于慢性支气管炎的治疗和康复，慢性支气管炎患者的饮食调养是有一定原则的。现将慢性支气管炎患者的饮食调养原则简单介绍如下，希望对您有所帮助。

1. 根据中医辨证对症进食

食物有寒热温凉之性和辛甘酸苦咸五味，其性能和作用是各不相同的，因此慢性支气管炎患者在进行饮食调养时，必须以中医理论为指导，根据不同的病情特点，在辨证的基础上立法、配方、制膳，以满足所需的食疗、食补及营养的不同要求，做到合理搭配，对症进食，切勿盲目乱用。

2. 做到饮食有度防止偏食

美味佳肴固然于身体有益，但不一定就等于无害。饮食虽然可以调养疾病，但若食之过量，甚至偏食，则会导致阴阳失调、脏腑功能紊乱，而诱发新的病证。因此，饮食要有节制，不能一见所喜，就啖饮无度。早、中、晚三餐是人类在长期的历史进程中自然形成的一种最适宜人体需要的饮食规律，过量或不足的饮食对身体都是不利的，也不利于慢性支气管炎患者的治疗和康复，一般来说，饮食的基本原则应是早吃好、午吃饱、晚吃少，每餐进食以微饱即可。食疗也要讲究疗程，不宜长时间单纯食用某一种或某一类食物，要防止食疗过程中的偏食。

3. 注意配合其他治疗方法

饮食调养既不同于单纯的食物,也不同于治病的药物,故在应用过程中需要根据病情全面考虑。一般来讲,食疗的作用较弱,只能作为一种辅助调治手段,应注意与药物治疗、运动锻炼、情志调节等其他治疗调养方法配合应用,以发挥综合治疗的效能,提高临床疗效。

四、慢性支气管炎患者的饮食如何因人、因时、因地而异?

咨询:我是个农民,近两个月来时常咳嗽、咳吐稀白痰,每于晚上加重,经检查诊断为慢性支气管炎,从网上看到慢性支气管炎可用饮食调养,饮食调养还要因人、因时、因地而异,我想进一步了解一下,请问**慢性支气管炎患者的饮食如何因人、因时、因地而异?**

解答:慢性支气管炎确实可用饮食进行调养,饮食调养应因人、因时、因地而异。慢性支气管炎患者由于性别、年龄、体质不同,患病的季节、所处的地理环境各异,加之病情不同、饮食习惯和嗜好也不一样,所以不同慢性支气管炎患者的饮食应因人、因时、因地而异,原则上是根据慢性支气管炎患者的具体情况,选择适宜的食物。

人的体质有阴、阳、强、弱的不同,如阴虚的人形体偏瘦,舌质偏红且瘦而干,易于“上火”,情绪易激动,饮食应当以清淡为宜,忌食辛辣火燥之品;而阳虚的人则相对较丰腴,肌肉松弛,舌体胖大而质淡,饮食应偏重甘而温,而不宜寒凉。另外,由于年龄不同,生理状况的差异,故而食疗也有区别。慢性支气管炎多见于老年人,老年人组织器官与生理功能逐渐衰退,应注意补益,但不可太过,否则会适得其反,饮食应当清淡可口,荤素搭配,以素为主,同时烹调要细、软、烂、熟,宜少食多餐。

因时而异是适应四季气候的变化,选择相宜食物,但并不排斥其他一般性常用食品。一年中有春夏秋冬四季,节气时令、温度、湿度等是有差别的,慢性支气管炎患者在不同季节吃什么、怎样吃也应随时令而有区别。如春夏季节应注意饮食有利于阳气保养,而秋冬季节饮食要有利于阴气维护才有利于养生。春天宜多食小白菜、油菜、胡萝卜、芹菜、菠菜等;夏季以甘寒清凉为宜,适当添加清淡、祛暑的食物,如黄瓜、苦瓜、绿豆、赤小豆、薏苡仁、丝瓜等;秋季食物可适当多吃荸荠、百合、甘蔗等;冬季食品则宜多吃红枣、核桃仁、羊肉等。

我国地域辽阔,地理环境多样,尤其风俗各异,饮食习惯也相差很大,因地而异则有利于疾病的治疗和身体的康复。如西北地区多高原,气温低且干燥,故食物宜偏湿润,而南方地区气温偏高、多雨、潮湿,所以食物宜偏辛燥。当然有些地区还有特别的饮食习惯,如四川人爱食麻辣,上海、苏州、无锡人爱食甜食,山东人爱吃大葱等,地区性嗜好应当注意,但不能与治病养生的食疗混为一谈。

五、适合慢性支气管炎患者食用的食物有哪些?

咨询:我患有慢性支气管炎,知道有些食物具有祛痰止咳作用,很适合慢性支气管炎患者食用,而有些食物慢性支气管炎患者不宜多吃,至于哪些适合慢性支气管炎患者食用,哪些不宜多吃,就不太清楚了,我要咨询的是**适合慢性支气管炎患者食用的食物有哪些?**

解答:吃是人生的一大乐趣,在人的一生中,可以说都有不计其数的食物"穿肠而过"。在这么多食物中,有些是碱性食物,有些则是酸性食物;有些是热性食物,有些是寒性食物。那么怎样才能保证我们选择的食物科学合理? 适合慢性支气管炎患者食用的食物有哪些呢? 通常认为以下食物适合慢性支气管炎患者食用。

1. 玉米

玉米又称苞谷、苞米、棒子、玉蜀黍,是乔本科植物玉蜀黍的成熟果实。其味甘,性平,具有降糖降脂,健脾益胃,通便利尿,益肺宁心,抗动脉硬化等功效,虽然我国的一些地区和西方发达国家曾一度在餐桌上被排除,但目前却又备受青睐,已成为一种热门的保健食品。

玉米的营养较为丰富,每 100 克玉米含蛋白质 8.5 克,脂肪 4.3 克,淀粉 72.2 克,还含有较丰富的维生素 B_1、维生素 B_2、维生素 B_6、维生素 E、胡萝卜素、纤维素,以及钙、磷、铁、硒等。玉米所含的脂肪主要是不饱和脂肪酸,其中 50% 为亚油酸,亚油酸可抑制胆固醇的吸收。玉米油含维生素 E 较多,是一种良好的药物,长期食用可降低血中胆固醇,软化血管。玉米的健脑作用主要是玉米蛋白含有较多的谷氨酸,能帮助和促进脑细胞进行正常的功能活动。玉米之所以成为热门保健食品,就是因为近年来科学家发现了它对高血压病、冠心病、脑动脉硬化、脑卒中、糖尿病、高脂血症、慢性支气管炎、慢性阻塞性肺气肿、失眠等多种疾病有较好的治疗调养作用,玉米乃慢性支气管炎患者的优质食品。

应当注意的是,玉米中缺少一些人体必需的氨基酸,如色氨酸、赖氨酸等,单食玉米易致营养失衡,所以应注意与豆类、大米、小麦面等混合食用,以提高其营养价值。

2. 荸荠

荸荠又名马蹄、地栗、红慈姑等,其味甘,性寒,具有清热生津,利水降压,化痰消积,下气通便等功效,是人们日常常食之副食品之一,尤其适合高血压病、痰热咳嗽、热病烦渴以及消化不良、慢性胃炎、慢性支气管炎、消化性溃疡、便秘等患者食用。

现代研究表明，荸荠不仅含有防癌和抗炎成分，还具有降压和和中消胀、润肠通便作用，是高血压病、癌症以及慢性胃炎、慢性支气管炎、消化性溃疡、便秘患者的保健食品，慢性支气管炎患者尤其是痰热内积之慢性支气管炎患者宜常食之。

荸荠含有多量的淀粉，味甜、汁多、脆嫩，其吃法很多，既可当水果生食，也可制成菜肴，其味道均佳。

3. 茼蒿

茼蒿又名蓬蒿菜、蒿子秆、蒿菜、菊花菜，是菊科植物茼蒿的茎叶，全国各地均有种植。茼蒿味甘、辛，性平，具有和脾胃、消痰饮、安心气、利二便之功效，适宜于脾胃虚弱、脘腹胀满、消化不良、小便不利、大便秘结、咳嗽痰多、失眠心悸、头晕头沉等患者食用，是人们常吃的蔬菜之一，也是慢性支气管炎患者的食疗佳品。

茼蒿的营养成分非常丰富，除含有丰富的氨基酸、胡萝卜素及铁、磷、钙外，还含有挥发油、胆碱等物质。现代研究表明，茼蒿中的挥发油、胆碱等具有降压补脑作用，茼蒿中的粗纤维较多，能助消化，促进胃肠蠕动，通利大便，降低胆固醇，常吃茼蒿对高血压病、神经衰弱、便秘、慢性胃炎、消化性溃疡、慢性支气管炎、高脂血症等多种疾病有调养作用。茼蒿用作食疗有多种吃法，比如，可将鲜茼蒿洗净，捣烂取汁，用温开水冲饮；可将鲜茼蒿水煎取汁，每日分早晚 2 次饮用；可将茼蒿焯一下，拌上盐、味精、香油食用；可将茼蒿切碎，拌入肉馅做水饺、馄饨；可将茼蒿与豆腐或肉类共炒等食用。

4. 萝卜

萝卜又称莱菔、芦菔，为十字花科植物莱菔的根，乃人们常食的优质蔬菜之一。其味辛、甘，性平，具有消食化痰，顺气散积，通便消胀，补虚利尿，醒酒止渴等功效，我国民间常用以治疗感冒、咳嗽、哮喘、食积、高血压病等。人们常说

"冬吃萝卜夏吃姜,不劳医生开处方",萝卜是对多种疾病具有保健作用的食疗佳品。

有人说"萝卜赛过梨","十月萝卜小人参",实不为过。萝卜营养丰富,甜脆可口,所含维生素 C 比梨和苹果高 8～10 倍,维生素 B_2 及无机盐钙、铁、磷的含量也比苹果和梨高,所以人们爱把它当水果吃。萝卜中有促进脂肪代谢的物质,可避免脂肪在皮下堆积,有明显的减肥作用。萝卜中的水分含量也较大,又有较多的淀粉酶、芥子油等物质,一旦进入胃肠道,被肠黏膜吸收进入血液,即可减少血液黏稠度,加快血液循环,降低血脂的沉降率,防止动脉粥样硬化,对高血压病、冠心病、脑动脉硬化等心脑血管病的防治较为有利。

萝卜顺气化痰的作用显著,能有效缓解慢性支气管炎患者咳嗽、咳痰、气喘等症状,中医辨证属于痰浊内蕴型、痰热壅肺之慢性支气管炎患者,更应多吃常吃。

5. 银耳

银耳味甘,性平,具有滋阴润肺,益胃生津,益气活血,补肾益精,安神补脑之功效。银耳附木而生,因色如银,状如耳而得名,银耳有"胶菌首珍"的美称,古人将其列入山珍之一。清代学者李渔评价银耳说:"食此者,犹吸山川草木之气,未有无益于人者也。"银耳滋养安神之作用显著,对于体质虚弱及出现头晕健忘、心烦失眠、多汗等症状者,宜常食之。

银耳的营养价值很高,每百克银耳中含蛋白质 5 克,糖类 79 克,钙 385 毫克,磷 250 毫克,同时还含有多种氨基酸、维生素。银耳含有较多的磷脂,可健脑安神;含有的多糖类物质具有多种药理活性,能降低血压、血脂,增强吞噬细胞对癌细胞的吞噬能力,增强机体免疫功能等。银耳的吃法较多,可以做成各种甜点,如冰糖银耳、银耳白米粥、银耳燕窝、银耳鸽蛋汤等。银耳与其他食物配合食用,其滋补之力更胜一筹,如银耳炖大枣、银耳与莲子煮汤喝等,都是日常生活中常用的滋补品,慢性支气管炎患者多体质虚弱,常食银耳是不错的选择。

6. 蜂蜜

蜂蜜亦称蜂糖,是由蜜蜂采集花粉酿制而成。其味甘,性平,具有滋养补中,润肺止咳,清热解毒,健脾益胃,养血护肝,润肠通便,缓急止痛,益寿养颜,强壮身体等作用,是男女老幼皆宜的优良食品和良药。

蜂蜜是大自然赠予人们的奇异礼物,它不仅味道甜美,营养丰富,而且是治疗多种疾病的良药,被誉为"健康之友"。据测定,蜂蜜中含有60多种有机和无机成分,主要成分是糖类,其中果糖占39%,葡萄糖占34%,蔗糖占8%,其次是蛋白质、糊精、脂肪、多种有机酸、酶类和维生素,故是滋补上品。现代研究表明,常吃蜂蜜可促进人体组织的新陈代谢,调整胃肠功能,增进食欲,改善血液循环,恢复体力,消除疲劳,增强记忆,润肺止咳,防止大便秘结。因此蜂蜜对体质虚弱者及高血压病、冠心病、神经衰弱、慢性支气管炎、贫血、失眠、便秘、慢性胃炎、消化性溃疡等患者都是非常有益的。

由于蜂蜜含有的多种氨基酸、维生素及其他营养物质在高温如加热到97℃以上时,其中营养素几乎全被破坏,所以食用蜂蜜不能煮沸,也不宜用沸水冲服,最好用低于60℃的温开水冲服,或拌入温牛奶、豆浆、稀粥中服用。另外,食用蜂蜜要注意不吃生蜜、尤其是夏季产的生蜜,因为夏季野花众多,蜜蜂采了部分有毒野生植物的花粉,所酿的蜂蜜可引起中毒,夏季酿蜜需经化验加工后方可食用。

7. 芹菜

唐代大诗人杜甫曾在诗中说:"鲜鲫银丝脍,香芹碧润羹"。芹菜属伞形科植物,分水芹和旱芹两种,旱芹食用较多,其香气较浓,又名香芹,因入药较佳,故也称药芹,我国各地均有栽培,是人们经常食用的美味蔬菜。芹菜味甘、苦,性凉,具有平肝清热,祛风利湿,醒脑提神,润肺止咳,通便、降脂、降压、降血糖之功效,经常食用能降血脂、降血压、降血糖、安神、醒脑,是高脂血症、高血压病、慢性支气管炎、脑动脉硬化、糖尿病等患者的优质蔬菜。

现代研究表明,芹菜含有蛋白质、糖类、多种维生素以及钙、铁、磷、芹菜苷、挥发油、胡萝卜素等营养成分,其蛋白质和钙、磷、铁、维生素的含量高于一般蔬菜。芹菜中含有丰富的维生素P,能降低毛细血管的通透性,软化血管,具有降血压和降血脂的作用,同时芹菜还有降低血糖和润肺止咳的作用。

芹菜富含营养,色鲜味美,炒食和凉拌均可,荤素皆宜,还可做馅,别有风味。通常人们只是食用芹菜的叶梗,把叶片和根都弃掉了,其实作为防治高脂血症、高血压病、慢性支气管炎、糖尿病的膳食,最好将根、茎、叶一起洗净全用。

8. 松子

松子又名松子仁、海松子、新罗松子,为松科植物红松的种子。其味甘,性温,具有滋阴润肺,滑肠通便之功效,是头晕目眩、燥咳便秘、关节痛患者常用的疗效食品。

现代研究表明,松子具有较高的营养和药用价值。据测定,每100克松子仁中含蛋白质16.7克,脂肪63.5克,糖类9.8克,还含有丰富的钙、磷、铁等。松子中的脂肪成分为亚油酸、亚麻酸等不饱和脂肪酸,有软化血管和防治动脉粥样硬化的作用;松子中含磷较为丰富,对人的大脑神经有益;松子有润肠通便作用,老年人体虚便秘常食松子有较好的治疗效果;同时松子还有降低胆固醇、强健四肢关节等作用。常食松子对高血压病、冠心病、风湿性关节炎、神经衰弱、老年人便秘、慢性支气管炎咳嗽等多种疾病均有一定的辅助治疗作用。

9. 甲鱼

甲鱼味甘,性平,具有补骨髓,滋肝阴,消痞块,养筋活血,滋阴凉血,补虚调中之功效,适宜于骨蒸劳热,头晕目眩,腰膝酸软,肺虚咳嗽,阳痿遗精等患者食用,肝肾阴虚型、心肾不交型以及阴虚火旺型失眠患者也宜常食。

甲鱼营养丰富,据测定,每 100 克甲鱼肉含蛋白质 15.3 克,脂肪 11 克,糖类 26.6 克,钙 124 毫克,磷 430 毫克,同时还含有铁、维生素 B_1、维生素 B_2、烟酸、维生素 A 以及动物胶、角蛋白、碘和维生素 D 等。常食甲鱼能降低胆固醇、降血压、降血脂、调节机体免疫功能,并有改善脑细胞功能、促进骨髓造血功能和保护肾上腺皮质功能等作用,是体质虚弱者的滋补品,慢性支气管炎宜适当多吃。

10. 牛奶

牛奶又称牛乳,为牛科动物黄牛或水牛的乳汁。其味甘,性平,具有补虚损,益肺气,润皮肤,解毒热,润肠通便等功效,是病后康复及虚弱劳损患者最常用的营养保健饮品。

牛奶含有丰富的蛋白质、钙质,特别是牛奶中的钙与蛋白质是结合在一起的,两者极易被人体吸收,是最好的高蛋白、高钙、低胆固醇食品,可作为补充蛋白质和钙的良好来源。同时牛奶还含有维生素 B_2、维生素 B_1、维生素 A、叶酸、糖类、烟酸、铁、镁、钾、磷等成分,能全面提供人体需要的营养素、热能,提高机体的免疫功能,常喝牛奶可以延缓衰老,预防疾病,增强体质。由于我国许多地区的饮食结构仍呈低蛋白、低钙型,因此提倡多饮牛奶有利于改变饮食构成的不合理状况,对提高人民健康水平有重要意义。牛奶是病后康复及虚弱劳损患者物美价廉的保健饮品,慢性支气管炎患者宜常饮牛奶。当然,牛奶的饮用宜适量,决不能无限制地大量摄入,过量食入患者不仅不能完全吸收,还可导致腹胀腹泻等,反而对身体不利。

11. 核桃仁

核桃仁又名胡桃仁,是胡桃科植物胡桃的成熟果实,它含有丰富的营养素,是世界四大干果之一。其味甘,性温,具有补肾固精,温肺定喘,健脑益智,安补助眠,润肠通便之功效,是人们常用的保健食品。

现代研究表明,核桃仁含有蛋白质、脂肪、糖类、维生素 A、维生素 E 及钙、磷、铁、锌、铬、锰等营养成分。其中脂肪酸含量特别高,且主要成分是亚油酸,不仅能给机体提供营养,有助于提高人血白蛋白,同时能降低胆固醇,防止动脉粥样硬化。核桃所含的锌、铬、锰等微量元素在降血压、降血糖和保护心脑血管方面具有重要作用。另外,核桃可给大脑提供充足的营养素,常食之有改善脑细胞功能、健脑益智、安神助眠的作用。核桃还可润肠通便,对老年体虚及大便秘结者用之也较适宜。常吃核桃仁对防治动脉硬化、高血压病、失眠、便秘、冠心病、慢性支气管炎、慢性阻塞性肺气肿、脑卒中及其后遗症、老年性痴呆等多种慢性病都有益处,是中老年人的优质食品,故有人把它称作"长寿果"。

12. 黑木耳

黑木耳又称木耳、黑菜、木娥、树鸡等,有野生和人工栽培之分,我国各地均有出产,因生长在桑、槐、榆、楮、柳等朽木之上,故又有"五木耳"之称。黑木耳味甘,性平,具有补气益智,滋养强壮,补血活血,润燥化痰,凉血止血,养胃润肠通便等功效,是不可多得的营养保健食品,尤其适宜于高血压病、贫血、失眠、便秘、慢性胃炎、消化性溃疡、慢性肝炎、慢性支气管炎、崩漏、颈肩腰腿痛等患者以及体质虚弱者食用。

现代研究表明,黑木耳含有蛋白质、脂肪、糖类、粗纤维、胡萝卜素、维生素 B_1、维生素 B_2 以及钾、钠、钙、磷等,其味道鲜美,营养丰富,被誉为"素中之荤",具有较高的营养和药用价值。黑木耳中蛋白质含量高而且容易被人体吸收,又含有 8 种人体必需氨基酸,这是其他蔬菜、水果都无法相比的。黑木耳含有卵磷脂,具有增强免疫、抗衰老作用;黑木耳能改善胃肠蠕动,促进排便;黑木耳中的多糖有一定的抗癌作用,同时黑木耳还有抑菌抗炎、保肝、降血脂、降血糖等作用。

值得注意的是,煮熟的木耳汤不宜在室温下长时间存放,因其中所含的硝酸盐在细菌作用下可转变成亚硝酸盐,对健康不利,故应现做现食。

六、慢性支气管炎患者能否选用保健补品?

咨询:我今年64岁,患慢性支气管炎已很长一段时间,我知道慢性支气管炎要加强运动锻炼,注意防寒保暖防感冒,前天看到一则有关保健品的广告,说对慢性支气管炎有辅助治疗作用,可以常吃多吃,我是将信将疑,请问**慢性支气管炎患者能否选用保健补品?**

解答:保健补品用之得当确可促进病体的康复,但病有当补与不当补之分,同时保健补品还有补阴补阳、补气补血等的不同,保健补品不可滥用、过服,有的患者以为保健补品有益无损,多多益善,但往往适得其反,要根据患者的具体情况有目的、有针对性地选用保健补品,切不可不加分析地乱用。当今人们生活水平提高了,加上一些商家广告的不恰当宣传,使人们迷信一些保健补品而长期滥用,这样不仅贻误治疗时机,还容易掩盖病情,日常生活中因滥用保健补品贻误病情、引发的失误时有发生。

慢性支气管炎患者能否选用保健补品? 在众多的保健补品中,哪些适合慢性支气管炎患者食用,这是患者较为关心的问题。大凡具有补养气血,补益肺脾肾,改善或消除咳嗽、咳痰、气喘等症状,增强机体免疫功能和抗病能力的保健品,对慢性支气管炎是有利的,可以选用,只有少数保健补品滋腻碍胃,容易助湿生痰,对消除慢性支气管炎咳嗽、咳痰、气喘等症状不利,这些保健补品慢性支气管炎患者不宜服用。"补"的目的除立足于补充人体必需的营养成分外,还应包括调整人体脏器功能及物质代谢平衡,所以对慢性支气管炎患者来说,凡能增强机体抗病能力,改善呼吸功能,促使阴阳平衡,减轻或消除咳嗽、咳痰、气喘等自觉症状,对防止或减少慢性支气管炎急性发作和进一步发展有预防治疗作用的药物和食物均有一定补益作用。核桃仁、松子具有补益肺肾的功效,百合、白萝卜具有祛痰止咳的功能,山药、白术、茯苓等具有健脾益气和胃、增强机体抵抗力的作用,有利于慢性支气管炎的防治,称得上慢性支气管炎患者的"补药"。

慢性支气管炎患者要在医生的指导下按中医辨证论治的原则选用保健补品,不能光听广告。比如人参虽是名贵的补品,但并非每个人都可以食用,气虚者可以适当选用,阳热炽盛者则忌用人参;甲鱼具有滋补阴津的功效,适宜于肝肾阴虚之患者,阳虚患者不宜应用。趋补厌攻是病家的一大通病,常常干扰病变的进程而导致误治。徐灵胎在《医学源流论·人参》中针对当时喜补厌攻的风气,一针见血地指出滥用人参的害处,一般人只知道人参的滋补之功,而不知人参有"杀身破家"之害。病者吃人参致死"可以无恨",而医家视其为"邀功避罪之圣药"。殊不知"人参一用,凡病之有邪者即死,其不得死者,终身不得愈"。保健品只能说是对某些病证有保健作用,能够包治百病的保健品是没有的,辨证论治是中医的特色和优势,选用保健补品当以辨证为基础,我们要切记。

七、慢性支气管炎患者冬令如何进补?

咨询:我患有慢性支气管炎,想了好多办法,效果都不太好,听说冬令进补可增强体质,调养慢性支气管炎,准备试一试,但慢性支气管炎患者冬令具体怎样进补,我还不太清楚,问了几个病友,也都讲不明白,麻烦您给我介绍一下**慢性支气管炎患者冬令如何进补?**

解答:进补是为了调养身体,补益正气,增强机体抗病能力,防治疾病,延年益寿。根据慢性支气管炎患者的具体情况选用适宜的进补方法进补,其好处是显而易见的。对冬季病情容易急性发作,咳嗽、咳痰时常加重的慢性支气管炎患者来说,通过冬令进补确实可增强体质,调养慢性支气管炎,减轻咳嗽、咳痰,减少急性发作。

冬令进补是民间传统的进补习惯,那么慢性支气管炎患者冬令应该如何进补呢?中医学有"冬藏精""秋冬养阴"的理论,认为冬季是进补强身的大好季节,能使营养物质转化的热量最大限度地储存于体内。而且冬至起九,正是一年中阴气极盛而阳气始生的转折点,此时进补,培育元气,养精蓄锐,有助于体内阳气的生发,为来年开春直至全年的身体健康打下基础。另外冬季气温较低,人体为了保持正常的体温恒定,就需要消耗体内较多的热能,加上冬季人们的食欲增加,机体对营养物质的消化吸收能力就相应提高。这种"需求矛盾"在中老年体质虚弱和慢性病患者身上表现得更为显著,对"补"的要求更为迫切。因此人们喜欢"冬令进补",并将其作为一种习俗流传下来。

"冬令进补"最好先作"引补",即"底补"。所谓"底"就是打基础,可根据体质的需要先选用芡实炖牛肉,或芡实、大枣、花生米加红糖炖服,以调整脾胃功能;也可用羊肉加生姜和大枣炖成生姜羊肉大枣汤等。在此基础上再辨证服用补药,可增强滋补效力,且不易发生"虚不受补"的情况。冬天气候寒冷,慢性支气管炎容易反复发作,因此冬令进补一定要在疾病缓解期进行。若在进补的过程中出现感冒、发热、咳嗽、气喘等症状应停止进补,及时服药调治。因为许多补品具有止泻、止汗、抗利尿作用,服后不利于病邪从大小便或汗孔排出,有恋邪的弊端,所以应待症状消失后再继续调补。在进补时最好不要吃生冷或过腻的食物,以免妨碍脾胃消化功能,影响补品或补药的吸收。

八、适宜于慢性支气管炎患者服食的药粥有哪些?

咨询:我今年 51 岁,近段时间时常咳嗽、咳痰,经检查确诊为慢性支气管炎,听说经常喝些药粥能增强身体抗病能力,减轻咳嗽、咳痰等症状,对慢性支气管炎的治疗康复很有好处,正好我喜欢喝粥,请您给我讲一讲**适宜于慢性支气管炎患者服食的药粥有哪些?**

解答:喜欢喝粥是个好习惯,根据慢性支气管炎患者的具体情况经常喝些药粥,确实能增强身体抗病能力,减轻咳嗽、咳痰等症状,有助于慢性支气管炎的治疗和康复。适宜于慢性支气管炎患者服食的药粥有很多,下面给您介绍一些常用者,供参考选用。

1. 四仁粥

组成:白果仁、甜杏仁各 5 克,核桃仁、花生仁各 10 克,鸡蛋 1 个,粳米 50 克。

制作:将白果仁、甜杏仁、核桃仁、花生仁共研为细末,与淘洗干净的粳米一同放入锅中,加入清水适量煮粥,待粥将成时把鸡蛋打散倒入搅匀,再稍煮即可。

用法:每日 1 次,早晨温热服食。

功效:止咳平喘。

适应证:中老年慢性支气管炎、支气管扩张胸闷气喘,咳嗽痰多,大便干结者。

2. 桑白皮粥

组成:鲜桑白皮 30 克(或干品 15 克),粳米 100 克,冰糖适量。

制作:将桑白皮水煎去渣取汁,之后把药汁与淘洗干净的粳米一同放入锅中煮粥,粥将成时加入冰糖调匀再稍煮即可。

用法:每日 1 剂,分早晚 2 次温热服食。

功效:清肺止咳,利尿消肿。

适应证:慢性支气管炎中医辨证属肺热者,症见咳嗽痰黄、喘促,面目浮肿、小便不利等。

3. 萝卜桔梗粥

组成:桔梗 10 克,粳米 100 克,新鲜白萝卜适量。

制作:将新鲜白萝卜洗净、切成细粒,桔梗淘洗干净、切碎,之后与淘洗干净的粳米一同放入锅中,再加入清水适量,共煮成粥即可。

用法:每日 1 剂,分早晚 2 次温热服食。

功效:祛痰止咳,消食导滞。

适应证:慢性支气管炎出现咳嗽咳痰、气喘,纳差脘痞等症状者。

4. 薏仁茯苓粥

组成:薏苡仁 100 克,茯苓粉 20 克,冰糖适量。

制作:将薏苡仁淘洗干净,放入锅中,加入清水适量,武火煮沸后改用文火慢煮,至薏苡仁熟烂粥将成时,加入茯苓粉和冰糖搅匀,再稍煮即可。

用法:每日 1 剂,分 1～2 次温热服食。

功效:健脾渗湿,润肺安神。

适应证:慢性支气管炎中医辨证属痰湿蕴肺者,症见咳嗽痰白,痰黏稠量多,胸闷倦怠,纳差脘痞,大便溏薄等。

5. 桂苓陈皮粥

组成:桂心 6 克,茯苓 30 克,陈皮 12 克,粳米 100 克。

制作:将桂心、茯苓、陈皮水煎去渣取汁,之后把药汁与淘洗干净的粳米一同放入锅中煮粥,至米熟粥成即可。

用法:每日 1 剂,分早晚 2 次温热服食。

功效:温补肺脾,化痰平喘。

适应证:慢性支气管炎中医辨证属肺脾两虚、痰湿阻肺者,症见痰稀咳喘,纳呆便溏,或兼下肢水肿。

6. 川贝沙参粥

组成:川贝 10 克,沙参 15 克,粳米 100 克,冰糖适量。

制作:将川贝研成细粉,沙参与淘洗干净的粳米一同放入锅中,加入清水适量煮粥,待粥将成时加入川贝粉、冰糖,再稍煮至粥成即可。

用法:每日 1 剂,分早晚 2 次温热服食。

功效:清热润肺,止咳化痰。

适应证:慢性支气管炎中医辨证属阴虚肺热者,症见久咳不止,痰少咽燥,舌红少苔,脉细数。

7. 杏仁薏仁粥

组成:杏仁 20 克,薏苡仁 30 克,粳米 100 克,冰糖适量。

制作:将杏仁、薏苡仁分别洗净捣烂,之后与淘洗干净的粳米一同放入锅中,加入清水适量煮粥,待粥将成时调入冰糖搅匀,再稍煮即可。

用法:每日 1 ~ 2 次,温热服食。

功效:健脾渗湿,润肺止咳。

适应证:慢性支气管炎中医辨证属痰湿型者,症见胸闷心悸,咳嗽痰多,肢体沉重等。

8. 荸荠雪梨粥

组成:雪梨 1 个,百合 15 克,荸荠、粳米各 100 克,冰糖适量。

制作:将雪梨洗净、去皮核,切成薄片;荸荠洗净、去皮切成小块状;百合洗净。把淘洗干净的粳米放入锅中,加入清水适量,武火煮沸后,加入雪梨片、荸荸块和百合,改用文火慢煮,待粥将成时调入冰糖搅匀,再稍煮即可。

用法:每日 1 剂,分 1~2 次温热服食。

功效:清热生津,润肺止咳。

适应证:慢性支气管炎中医辨证属肺热内炽、痰热阻肺者,症见咳嗽咽干,痰黄黏难咯,大便燥结等。

9. 赤小豆百合粥

组成:赤小豆 50 克,百合 20 克,杏仁 15 克,粳米 100 克,冰糖适量。

制作:将赤小豆、百合、杏仁分别洗净,与淘洗干净的粳米一同放入锅中,加入清水适量煮粥,待粥将成时调入冰糖搅匀,再稍煮即可。

用法:每日 1 剂,分 2 次温热服食。

功效:祛湿消肿,止咳平喘。

适应证:慢性支气管炎中医辨证属痰湿蕴肺、水饮内停者,症见咳嗽气喘,眼睑水肿,下肢肿胀等。

10. 枸杞党参百合粥

组成:枸杞子 15 克,党参 20 克,百合 30 克,大枣 10 枚,粳米 100 克,红糖适量。

制作:将枸杞子、党参、百合水煎去渣取汁,之后把药汁与淘洗干净的粳米、大枣一同放入锅中煮粥,待粥熟后加入红糖溶化调匀即可。

用法:每日 1 剂,分早晚 2 次温热服食。

功效:调补阴阳,补虚止咳。

适应证:慢性支气管炎、慢性阻塞性肺气肿中医辨证属阴阳两虚者,症见咳嗽气短,痰呈泡沫,动则咳喘尤甚,形寒自汗或盗汗,口干咽燥等。

九、适宜于慢性支气管炎患者服食的菜肴有哪些?

咨询:我今年 65 岁,患有慢性支气管炎,自从患病后每日的饮食都特别小心,生怕饮食不当会对病情造成不利影响,今天从报纸上看到有些菜肴可调养慢性支气管炎,准备试一试,但还不知道具体配方,麻烦您告诉我**适宜于慢性支气管炎患者服食的菜肴有哪些?**

解答:适宜于慢性支气管炎患者服食的菜肴有很多,下面给您介绍几则常用者,供您选用,希望对调剂您的饮食和调养慢性支气管炎有所帮助。

1. 神仙鸭

原料:水鸭 1 只,大枣、白果、莲子各 49 枚,人参 3 克,黄酒、酱油各 15 毫升,食盐适量。

制作:将水鸭宰杀,去毛及内脏洗净,沥干水分;大枣去核洗净,白果洗净去壳抠心,莲子用水发涨后擦去皮、抠心,人参切片炽脆再打成细末。之后将黄酒和酱油混匀擦在水鸭的表皮和腹内;将大枣、白果、莲子装在碗内,撒上人参末混匀,一同填入鸭腹。再把水鸭放入盛器中,上笼用武火蒸 2 ~ 3 小时,至鸭肉熟烂即成,食时用食盐调味。

用法:每日 1 次,少量食用。

功效:健脾益气补虚。

适应证:肺脾两虚型、肺肾亏虚型慢性支气管炎。

2. 梨丝拌萝卜

组成:白萝卜 250 克,雪梨 100 克,生姜丝、香油、食盐、味精各适量。

制作:将白萝卜洗净,切成细丝,用沸水焯一下捞出;雪梨洗净去皮,切成丝。把萝卜丝、雪梨丝一同放入盘中,放入生姜丝、香油、食盐、味精各适量拌匀即成。

用法：每日 1 ~ 2 次，佐餐食用。

功效：清热化痰，生津润燥。

适应证：慢性支气管炎中医辨证属燥热伤肺者，症见干咳无痰，或痰少不易咯出，或痰中带有血丝，咽喉干燥等。

3. 百合炒芹菜

组成：鲜百合 200 克，芹菜 500 克，干红辣椒 2 个，食盐、味精、白糖、黄酒、精制油、葱花、生姜末各适量。

制作：将芹菜摘去根和老叶，洗净，放入沸水锅中烫透捞出，沥净水，大棵根部（连同部分茎）先竖刀切成 2 ~ 3 瓣，再横刀切成约 3 厘米长的段。百合去杂质后洗净，剥成片状。干红辣椒去蒂、子，洗净，切成细丝备用。炒锅上火，放入精制油烧热，下葱花、生姜末、干红辣椒炝锅，随即倒入百合瓣、芹菜段继续煸炒透，烹入黄酒，加入白糖、食盐、味精及少许清水，翻炒几下，出锅装盘即成。

用法：当菜佐餐，随意食用。

功效：滋阴降火，养肺止咳。

适应证：燥热伤肺型慢性支气管炎。

4. 参术蒸猪肺

组成：猪肺 500 克，生晒参、黄芪、白术、山药、荆芥、苏叶各 10 克，大枣 5 枚，葱丝、生姜丝、白胡椒、酱油、食盐各适量。

制作：将生晒参、黄芪、白术、山药、荆芥、苏叶分别洗净，一同装入布袋中，猪肺洗净切成块状，之后把药袋和猪肺块一同放入大碗中，再加入洗净的大枣和葱丝、生姜丝、白胡椒、香油、酱油、食盐等调味品，上笼蒸至猪肺熟烂，取出后淋上香油即成。

用法：每周 2 ~ 3 剂，佐餐食用。

功效:益气补肺。

适应证:慢性支气管炎出现肺脾亏虚、元气不足症状,以及平时易于感冒者。

5. 香油拌菠菜

组成:鲜菠菜 250 克,香油、精盐各适量。

制作:将鲜菠菜洗净,用开水烫 3 分钟,捞起之后拌入香油、精盐即可。

用法:每日 2 次,佐餐食用。

功效:清热润肺,健脾养血。

适应证:燥热伤肺型、肺肾阴虚型慢性支气管炎。

6. 白萝卜肺片

组成:白萝卜 200 克,猪肺 300 克,植物油、猪油、黄酒、葱丝、生姜丝、清汤、食盐、味精、蒜末各适量。

制作:将白萝卜洗净、切成片状;猪肺洗净,切成片。炒锅上旺火,放入植物油,滑锅后纳入猪油,烧至七成热时,入葱丝、生姜丝爆香,再下猪肺煸炒,烹入黄酒,注入清汤适量,煮沸后去血沫,继续煮至猪肺熟烂,调入食盐、味精、蒜末,再煮 1~2 沸即成。

用法:每周 2~3 剂,佐餐食用。

功效:清热宣肺,化痰止咳。

适应证:慢性支气管炎肺热咳嗽。

7. 黄芪御寒鸡

组成:防风、附子各 10 克,黄芪 50 克,母鸡 1 只(重 1000 克以上),黄酒、食盐各适量。

制作:将母鸡宰杀后去毛杂及内脏等、洗净,背朝下腹朝上放入瓷盆内,加适量清水及食盐,把防风、附子、黄芪装入纱布袋中,扎口后塞入鸡腹内,淋上黄酒适量,用旺火隔水蒸,至鸡肉酥烂,把药袋从鸡腹中取出即成。

用法:每周2~3剂,食鸡肉并饮汤。

功效:温阳益气,固表止喘。

适应证:慢性支气管炎体质虚弱、易于感冒者。

8. 山药栗子砂锅

组成:山药、去壳板栗各50克,猪瘦肉100克,香菜、葱丝、生姜丝、白胡椒、酱油、食盐、香油各适量。

制作:将山药洗净、去皮,切成小片;板栗去内衣;猪肉洗净切成片。把猪肉片、山药片和板栗一同放入砂锅中,加入清水适量,放入适量的葱丝、生姜丝、白胡椒、酱油、食盐,武火煮沸后,改用文火慢炖至猪肉熟烂,再放入香菜和香油搅匀即成。

用法:每周2~3剂,佐餐食用。

功效:补脾益气,润肺止咳。

适应证:慢性支气管炎出现咳嗽气短、神疲乏力等肺气虚弱症状者。

9. 大蒜泥拌黄瓜

组成:紫皮大蒜头50克,青嫩黄瓜250克,精盐、味精、香醋、麻油各适量。

制作:将紫皮大蒜掰开,剥去外皮,洗净后放入温开水中浸泡10分钟,切碎剁成蒜泥备用。将黄瓜用温开水浸泡片刻,洗净,再用沸水烫后去两端,连皮剖开,切成片状,加少许精盐腌渍片刻,滤去多余的汁,放入大碗中,加精盐、味精、香醋、麻油拌匀,再调入大蒜泥,拌和均匀即成。

用法:每日1~2次,佐餐或作小菜随餐食用。

功效:清热利湿,化痰止咳。

适应证:燥热伤肺型、痰热壅肺型慢性支气管炎。

10. 胡萝卜炒肉片

组成:胡萝卜 250 克,猪瘦肉 100 克,精盐、黄酒、葱花、生姜末、湿淀粉、植物油、清汤、酱油、味精各适量。

制作:将胡萝卜洗净,纵剖后切成薄片备用;猪瘦肉洗净,切成薄片,放入碗中,加精盐、黄酒、葱花、生姜末、湿淀粉拌和均匀备用。炒锅上旺火,加入植物油,烧热后例入胡萝卜片,熘炒至八成熟,盛入碗内。锅中再加植物油,中火烧至六成热,将肉片倒入,翻炒至肉片将熟时炒少许清汤,熘炒,放入胡萝卜片,再翻炒 3 分钟,加盖焖 7～8 分钟,加酱油、味精、精盐,拌炒均匀即成。

用法:每日 1～2 次,佐餐随意食用。

功效:补中益气,润燥生津,理气化痰。

适应证:肺脾两虚型、肺肾阴虚型慢性支气管炎。

十、适宜于慢性支气管炎患者服食的汤羹有哪些?

咨询:我今年 48 岁,是中学教师,平时喜欢喝些汤或羹,近段时间时常咳嗽、咳痰,白天轻、夜晚重,经检查确诊为慢性支气管炎,听说有些汤羹味道鲜美,具有食疗作用,适合慢性支气管炎患者食用,我要咨询的是**适宜于慢性支气管炎患者服食的汤羹有哪些?**

解答:确实有些汤羹,味道鲜美,并且具有食疗作用,很适合慢性支气管炎患者食用,下面介绍一些,供您选用。

1. 桔梗止咳汤

组成:桔梗、紫菀各 10 克,猪肺 300 克,香油、食盐各适量。

制作:先将猪肺洗净切成块状,之后与桔梗、紫菀一同放入锅中,加入清水适量,武火煮沸后,改用文火煮至猪肺熟烂,加香油、精盐调味即成。

用法:每日 1 次,食猪肺并饮汤。

功效:补肺,化痰,止咳。

适应证:慢性支气管炎。

2. 茭白芹菜汤

组成:茭白 30 克,芹菜 50 克。

制作:将茭白洗净,与洗净切条的芹菜一同放入锅中,加入清水适量,共煮成汤。

用法:每日 2 ~ 3 次,吃茭白、芹菜,并喝汤。

功效:清热除烦,生津润肺。

适应证:慢性支气管炎出现燥热伤肺症状者。

3. 虫草甲鱼汤

组成:冬虫夏草 6 枚,甲鱼 400 克,食盐少许,黄酒适量。

制作:先用水煎煮冬虫夏草 3 小时,再加入甲鱼、食盐和适量黄酒,共炖至甲鱼肉熟烂即成。

用法:空腹食甲鱼肉并饮汤,每日 1 次。

功效:补肾强身,滋阴养血。

适应证:慢性支气管炎中医辨证属肺肾阴虚者。

4. 沙参心肺汤

组成:沙参、玉竹各 15 克,猪心、猪肺各 1 具,葱段、生姜丝、食盐适量。

制作:先将猪肺、猪心分别洗净切成块状,之后与沙参、玉竹一同放入锅中,加入清水适量和葱段、生姜丝,武火煮沸后,改用文火慢煮,至猪心、猪肺熟烂,再用食盐调味即成。

用法:每日 1 次,食猪心、猪肺并饮汤。

功效:养阴生津,润肺止咳。

适应证:慢性支气管炎出现燥热伤肺和肺肾阴虚症状者。

5. 乌龟百合汤

组成:乌龟肉 250 克,百合 50 克,大枣 10 枚。

制作:将乌龟肉洗净,切成小块,与洗净的百合、大枣一同放入沙锅中,加入清水适量,武火煮沸后,改用文火慢炖至乌龟肉熟烂即可。

用法:每日 1 次,随量食肉喝汤。

功效:滋阴清热,润肺止咳。

适应证:慢性支气管炎中医辨证属阴虚肺燥者,症见干咳无痰,或痰少不易咯出,或痰中带有血丝,咽喉干燥等。

6. 白萝卜海带汤

组成:白萝卜 250 克,海带 20 克,蒲黄 10 克,食盐、味精、十三香、大蒜泥、麻油各适量。

制作:将海带用水泡发 12 小时,除掉杂质用水冲洗干净,切成菱形小片;白萝卜洗净,削去外皮及叶盖、须根,切成萝卜条。之后把萝卜条、海带片一同放入锅中,加入清水适量,武火煮沸后,放入用纱布包裹的蒲黄,改用文火再煮半小时,取出纱布包,加食盐、味精、十三香、大蒜泥搅拌调和,淋上麻油即成。

用法:每日 1 次,随量食菜饮汤。

功效:清热解毒,利湿和中,理气化痰。

适应证:慢性支气管炎咳嗽痰多者。

7. 薏米陈皮鸭肉汤

组成:鸭肉 250 克,炒薏苡仁、莲子各 30 克,陈皮 6 克、生姜 4 片,胡椒、酱油、味精、食盐各适量。

制作:将鸭肉洗净,切成小块;薏苡仁、莲子(去心)、陈皮、生姜分别洗净。之后把鸭肉块及洗净的药物一同放入锅中,加入清水适量,武火煮沸后,加入胡椒、酱油,改用文火再煮 2 小时左右,至鸭肉熟烂,用味精、食盐调味即成。

用法:每日 1 次,随量食肉饮汤。

功效:健脾益气,理气化湿,止咳化痰。

适应证:慢性支气管炎。

8. 笋干冬瓜海蜇汤

组成:冬瓜 500 克,海蜇皮 300 克,竹笋干 100 克,生姜片、食盐各适量。

制作:将竹笋干浸泡洗净,冬瓜去皮洗净、切成厚片,海蜇皮浸透洗净切块。炒锅上旺火,加入清水适量,烧沸后放入笋干、冬瓜和生姜片,改用文火煮至笋干、冬瓜熟汤成,再放入海蜇皮稍煮,用食盐调味即成。

用法:每日 1 ~ 2 次,食笋干、冬瓜、笋干,并饮汤。

功效:清热化痰,利水祛湿。

适应证:慢性支气管炎中医辨证属痰热壅肺型、脾肺两虚型者。

9. 生姜杏仁猪肺汤

组成:生姜 15 克,杏仁 10 克,猪肺 250 克,酱油、葱花、食盐、十三香各适量。

制作:先将猪肺洗净切成块状,之后与杏仁、生姜、葱花、十三香一同放入锅中,加入清水适量,武火煮沸后,改用文火煮至猪肺熟烂,入酱油、食盐调味即成。

用法:每日 1 次,食猪肺并饮汤。

功效:宣肺散寒,化痰止咳。

适应证:慢性支气管炎中医辨证属外寒内饮型、痰湿阻肺型者。

10. 黄精玉竹猪肺汤

组成:黄精 25 克,玉竹 30 克,猪肺 300 克,酱油、精盐、十三香各适量。

制作:先将猪肺洗净切成块状,之后与黄精、玉竹一同放入锅中,加入清水适量,武火煮沸后,改用文火再煮 1 小时左右,放入酱油、精盐、十三香调味即成。

用法:每日 1 次,食猪肺并饮汤。

功效:补肾润肺,益气滋阴,除烦止渴。

适应证:慢性支气管炎出现肺肾两虚、燥热伤肺症状者。

十一、怎样根据辨证分型选用调养慢性支气管炎的食疗方?

咨询:我患有慢性支气管炎,知道饮食调养的重要性,也清楚不同的患者饮食调养的侧重点是各不一样的,从网上看到慢性支气管炎患者可根据中医辨证选择食疗方进行调养,不过具体怎么选择网上没有说,请问**怎样根据辨证分型选用调养慢性支气管炎的食疗方?**

解答:食物有寒热温凉之性和辛甘酸苦咸五味,其性能和作用是各不相同的,用饮食调养慢性支气管炎,必须以中医理论为指导,根据慢性支气管炎患者的特点,在辨证的基础上立法、配方、制膳,以满足所需的食疗、食补及营养的不同要求,做到合理搭配,对症进食,切勿盲目乱用。

中医通常将慢性支气管炎分为风寒犯肺型、风热袭肺型、燥热伤肺型、痰湿阻肺型、痰热壅肺型、表寒里热型、外寒内饮型、肺脾两虚型以及肺肾两虚型 9 种基本证型,依据其辨证分型选用调养慢性支气管炎的食疗方,是获取好的效果的重要一环。

1. 风寒犯肺型

主要表现为喉痒咳嗽,喘急痰多,痰白而稀,恶寒发热,头痛鼻塞,肢体酸楚,舌质淡,苔薄白,脉浮紧。饮食调养宜以祛风散寒,宣肺化痰为原则。食疗方可选用紫苏粥(紫苏 10 克,粳米 50 克,紫苏水煎去渣取汁,药汁与粳米一同煮粥）、生姜芥菜汤（鲜芥菜 200 克,生姜 15 克,一同水煎煮汤）等。

2. 风热袭肺型

主要表现为咳嗽,咽痛喉燥,咳痰不爽,痰黏稠或黄稠,常伴有发热微恶风、头痛肢楚,鼻流浊涕,舌质红,苔薄黄,脉浮数。饮食调养宜以疏风清热,宣肺化痰为原则。食疗方可选用薏仁芦根粥（薏苡仁、芦根、粳米各 30 克,一同煮粥）、双菜萝卜汤（小白菜 150 克,芥菜、白萝卜各 60 克,一同水煎煮汤）等。

3. 燥热伤肺型

主要表现为干咳无痰,或痰少不易咳出,或见痰中带有血丝,鼻燥咽干,咳甚则胸痛,或有恶寒、身热等表证,舌尖红,苔薄黄,脉数或浮数。饮食调养宜以辛凉清肺,润燥化痰为原则。食疗方可选用罗汉果煲猪肺（罗汉果半个至 1 个,猪肺 250 克,调味品适量,煲制成汤）、杏仁桑白皮煲猪肺（杏仁 20 克,桑白皮 15 克,猪肺 250 克,调味品适量,煲制成汤）等。

4. 痰湿阻肺型

主要表现为咳嗽痰多,痰白而黏,气短或伴有喘促,胸脘痞闷,纳差腹胀,舌质淡,苔白腻,脉弦滑。饮食调养宜以燥湿化痰,宣肺止咳为原则。食疗方可选用陈皮半夏二仁汤（陈皮 9 克,半夏 6 克,茯苓 12 克,薏苡仁、冬瓜仁各 15 克,粳米 100 克,药物水煎去渣取汁,之后把药汁与粳米一同煮粥）、大蒜煮橘饼（大蒜 15 克,橘饼 30 克,切碎后一同水煎去渣取汁服用）等。

5. 痰热壅肺型

发热或不发热,咳逆气急,痰多黄稠,不易咳出,胸闷气短,甚至喘促,呼吸困难,咽痛口干,大便秘结,小便短黄,舌质红,苔黄厚,脉滑数。饮食调养宜以清热宣肺,化痰止咳为原则。食疗方可选用马齿苋粥（鲜马齿苋 50 克,粳米 60 克,一同煮粥）、芦根竹沥粥（鲜芦根 100 克,竹沥 30 毫升,粳米 50 克,冰糖适量,鲜芦根水煎去渣取汁,药汁与粳米一同煮粥,粥将成时调入竹沥和冰糖,搅匀再稍煮)等。

6. 表寒里热型

主要表现为咳嗽音嘎,咳而不爽,咳引胸痛,痰吐黏稠,喘逆上气、息粗,伴有恶寒鼻塞、口渴咽痛、发热身痛、有汗或无汗,舌质红,苔薄白或黄,脉浮数。饮食调养宜以清里达表,宣肺泄热为原则。食疗方可选用葱姜萝卜煲豆腐(白萝卜300克,豆腐200克,生姜、葱白各适量,白萝卜、豆腐分别洗净切成块状,一同放入锅中煮熟,再加入捣碎的生姜、葱白调味)、生姜夹柿饼(去皮生姜6克,柿饼1个,将柿饼切成两半,生姜切碎夹在柿饼内,以文火焙熟,去姜吃柿饼,或姜饼同吃)等。

7. 外寒内饮型

主要表现为咳嗽气喘,喉中痰鸣,痰白多泡沫,无汗恶寒,口不渴或口干不欲饮,身体疼痛而沉重,甚则肢体浮肿,舌质淡,苔白滑,脉弦紧。饮食调养宜以解表温里,宣肺化饮为原则。食疗方可选用蜂蜜萝卜(蜂蜜30克,白萝卜1个,干姜3克,麻黄2克,将白萝卜、干姜、麻黄蜂蜜一同放在碗内蒸熟,去干姜、麻黄,食蜂蜜萝卜)、苏叶杏仁粥(紫苏叶、杏仁各9克,陈皮6克,粳米50克,将紫苏叶、杏仁、陈皮水煎去渣取汁,之后把药汁与粳米一同煮粥食用)等。

8. 肺脾两虚型

主要表现为痰多、痰白或微黄,每遇风寒咳痰或咳喘发作加重,脘痞腹胀,纳差便溏,自汗气短,神疲乏力,易感冒,舌质淡,苔薄白,脉沉细或滑。饮食调养宜以健脾益气,祛痰止咳为原则。食疗方可选用黄芪百合薏仁粥(黄芪、百合、薏苡仁各20克,粳米50克,一同煮粥食用)、党参杏仁煲猪肺(猪肺250克,党参30克,陈皮、杏仁各12克,食盐、十三香等调味品适量,煲制成汤服食)等。

9. 肺肾两虚型

主要表现为咳嗽吐痰,痰稀色白,时而喘促,动则加剧,面色暗淡,纳差脘痞,形瘦便溏,形寒肢冷,腰膝酸软,舌质淡,苔白滑,脉沉细无力。饮食调养宜以温肾摄纳,益肺止嗽为原则。食疗方可选用人参胡桃煎(人参 5 克,核桃仁 15 克,水煎饮汤食核桃仁)、山药桂圆炖甲鱼(山药、桂圆各 25 克,甲鱼 1 只,调味品适量,把甲鱼宰杀洗净切块,之后与山药、桂圆、调味品一同放在炖盅中隔水炖至甲鱼肉熟烂,食甲鱼并饮汤)等。

十二、适宜于慢性支气管炎患者饮用的药茶有哪些?

咨询:我最近一段时间时常咳嗽、咳痰,每于晚上加重,经检查诊断为慢性支气管炎,听说有些药茶对慢性支气管炎有调养作用,正好我喜欢饮茶品茶,但不清楚哪些药茶适宜于慢性支气管炎患者饮用,请您给我讲一讲**适宜于慢性支气管炎患者饮用的药茶有哪些?**

解答:正像您所听说的那样,有些药茶适量饮用确实对慢性支气管炎有很好的调养作用,下面介绍一些适宜于慢性支气管炎患者饮用的药茶,您可在医生的指导下根据自己的情况选择饮用。

1. 枇杷饮

组成:枇杷叶、鲜芦根各 10 克。

制作:将枇杷叶用刷子刷去毛,洗净烘干,芦根切片,之后一同放入锅中,加入清水适量,武火煮沸后,改用文火慢煮 20～30 分钟即成。

用法:每日 1 剂,代茶饮用。

功效:清热养肺,化痰止咳。

适应证:慢性支气管炎痰热咳嗽。

2. 槟榔饮

组成:槟榔、炒莱菔子各 10 克,橘皮 6 克,白糖适量。

制作:将槟榔打碎,橘皮洗净,与莱菔子一同放入锅中,加入清水适量,武火煮沸后,改用文火再煮30分钟,去渣取汁,加入白糖调匀即成。

用法:每日1剂,代茶饮用。

功效:理气和胃,化痰止咳,消食化积。

适应证:慢性支气管炎咳嗽,脘痞,纳差者。

3. 款冬花茶

组成:款冬花、冰糖各10克,绿茶2克。

制作:将款冬花洗净,与冰糖、绿茶一同放入茶杯中,加沸水冲泡,加盖闷15分钟即可。

用法:每日1剂,代茶饮用。

功效:润肺下气,止咳化痰。

适应证:慢性支气管炎咳嗽。

4. 枇杷叶茶

组成:枇杷叶15克,绿茶2克。

制作:将枇杷叶洗净,与绿茶一同放入茶杯中,加沸水冲泡,加盖闷15分钟即可。

用法:每日1剂,代茶饮用。

功效:化痰止咳,和胃降逆。

适应证:慢性支气管炎燥热伤肺咳嗽。

5. 橘皮生姜茶

组成:橘皮20克,生姜5克。

制作:将橘皮、生姜一同放入锅中,加入清水适量,武火煮沸后,改用文火再煮20分钟左右,去渣取汁。

用法:每日1剂,代茶饮用。

功效:理气化痰,温中散寒。

适应证:慢性支气管炎寒痰咳嗽。

6. 半夏姜枣茶

组成:半夏、生姜各 6 克,大枣 5 枚。

制作:将半夏、生姜、大枣一同放入锅中,加入清水适量,武火煮沸后,改用文火再煮 20 分钟左右,去渣取汁。

用法:每日 1 剂,代茶饮用。

功效:温中散寒,化痰止咳。

适应证:慢性支气管炎寒痰咳嗽。

7. 橘皮大枣茶

组成:橘皮 10 克,大枣 15 克。

制作:将橘皮洗净,切成细丝,大枣炒焦,之后一同放入茶杯中,加沸水冲泡,加盖闷片刻即可。

用法:每日 1 剂,代茶饮用。

功效:理气调中,燥湿化痰。

适应证:慢性支气管炎痰湿咳嗽。

8. 橄榄萝卜茶

组成:橄榄 40 克,白萝卜 50 ~ 100 克。

制作:将白萝洗净切成小块,与橄榄一同放入锅中,水煎去渣取汁即成。

用法:每日 1 剂,不拘时代茶饮用。

功效:健胃消食,止咳化痰。

适应证:慢性支气管炎咳嗽、纳差者。

9. 雪梨鲜藕汁

组成:雪梨、鲜藕各 500 克。

制作:将雪梨洗净,剥皮、去核,切成小粒;鲜藕洗净、去节,块成小粒。之后把雪梨粒、鲜藕粒混匀用纱布绞汁即可。

用法:每日 1 剂,不拘时代茶饮用。

功效:清热化痰,润肺止咳。

适应证:慢性支气管炎咳嗽,痰黏难咯,咽干口燥者。

10. 冬花紫菀茶

组成:款冬花、紫菀各 3 克,绿茶 2 克。

制作:将款冬花、紫菀分别洗净,与绿茶一同放入茶杯中,加沸水冲泡,加盖闷 15 分钟即可。

用法:每日 1 剂,不拘时代茶饮用。

功效:止咳化痰。

适应证:慢性支气管炎咳嗽。

十三、慢性支气管炎患者适合做哪些运动?

咨询:我今年 58 岁,最近一段时间时常咳嗽、咳痰,经检查诊断为慢性支气管炎,听说慢性支气管炎患者要注意防寒保暖防感冒,同时还要加强运动锻炼,我准备坚持运动锻炼,还不清楚慢性支气管炎患者适合做哪些运动,请问**慢性支气管炎患者适合做哪些运动?**

解答:运动锻炼是慢性支气管患者自我调养的重要方法之一,运动疗法的方法是多种多样的,按照运动锻炼对人体不同系统功能的影响程度,运动锻炼的方式可归纳为动态运动和静态运动两大类型。

动态运动又称紧张收缩运动、有氧运动,其特点是不同的肌群进行交替的收缩与舒张,肌肉的张力不变而长度变化。属于此类运动的有步行、慢跑、游泳、骑自行车、练习健美操、爬楼梯、登山等。动态运动包括 30 多种运动方式，其中以步行、骑自行车、游泳和跳舞最容易被接受。步行动作柔和，不易受伤，是大家特别是老年人的首选运动锻炼项目。静态运动又称强直运动、抵抗运动、无氧运动，其特点是肌肉持续收缩，而肌肉的长度不变，张力增加。属于此类的运动有举重、拔河、投掷以及利用杠铃、哑铃、拉力器等器械进行负重抗阻练习等。

不同性别、不同年龄、不同体质、不同类型的慢性支气管炎患者，在选择运动类型时应有所差别。动态、静态两种运动由于特点不同，因而所引起的急性和慢性生理反应也有差异，对绝大多数慢性支气管炎患者来说，宜进行适量的动态运动，而不宜选择静态运动。适宜于慢性支气管炎患者进行的动态运动没有特别的限制，慢性支气管炎患者可有意识地选择一些自己喜爱的能有效改善呼吸系统功能的运动。适合慢性支气管炎患者运动锻炼的种类和项目很多，有散步、慢跑、呼吸体操、太极拳、八段锦、易筋经，以及打门球、乒乓球、羽毛球等，这些运动锻炼项目都能很好地达到运动锻炼的效果和目的。慢性支气管炎患者可根据自己的年龄、体质、环境喜好，在医生的指导下，了解所选运动项目的注意事项及禁忌证后，进行锻炼，需要说明的是，不论哪一种运动方式，都应以轻松愉快的心情去进行，持之以恒地去锻炼。

十四、慢性支气管炎患者进行运动锻炼时应注意什么？

咨询：我今年 64 岁，是退休工人，患慢性支气管炎已多年，我知道运动锻炼是慢性支气管炎患者自我调养的重要方法，听说慢性支气管炎患者的运动并非是随意的、无限制的，有一些需要注意的地方，我想了解一下**慢性支气管炎患者进行运动锻炼时应注意什么？**

解答:的确像您所听说的那样,慢性支气管炎患者的运动并非是随意的、无限制的,有一些需要注意的地方。为了保证运动锻炼的安全有效,避免不良事件发生,慢性支气管炎患者在进行运动锻炼时,应注意以下几点。

(1)恰当选法:运动锻炼的种类和项目很多,慢性支气管炎患者要根据自己的年龄、体质、环境以及病情等的不同,因人而异地选用适当的运动锻炼方法。要了解所选运动项目的注意事项及禁忌证,最好在医生指导带教下进行锻炼。慢性支气管炎患者不宜在饭后进行剧烈运动,也不应在运动锻炼后立即进食,一般较大运动量的锻炼应在饭后 1 小时后进行。

(2)量力而行:运动量太小,则达不到预期的目的,运动量太大,又易引起身体不适,发生不良反应,所以慢性支气管炎患者要根据自己的情况,选择适度的运动量,量力而行的进行锻炼。要掌握循序渐进原则,开始时运动强度不宜过大,持续时间不要过长,随着运动能力的增强逐渐增加运动量。在锻炼时要认真、努力,注意把动作做到位,以不疲劳、练后轻松舒适、稍微出汗为宜。

(3)注意体检:在运动锻炼前,要做好身体检查,了解健康状况,排除隐匿之痼疾,同时要注意自我医疗监护,防止意外事故发生。如果在运动中出现不适感,应立即停止运动,若有必要还应找医生诊治或打急救电话。

(4)持之以恒:运动锻炼贵在坚持,决不可半途而废,应该每天进行,长期坚持,并达到一定的强度,这样才能有良好的锻炼效果。希望短期内就有明显效果,或是三天打鱼,两天晒网,都不会达到应有的效果。

(5)配合应用:运动锻炼并非万能,它显效较慢,作用较弱,有一定的局限性,应注意与药物治疗、饮食调理等其他治疗调养方法配合应用,切不可一味强调运动锻炼而忽视了其他治疗调养方法。

(6)预防感冒:运动锻炼前应适当做些准备活动,做好热身活动,运动锻炼后应及时擦干汗液,穿好衣服,注意防寒保暖,预防感冒。

十五、慢性支气管炎患者如何正确掌握运动的量？

咨询：我患有慢性支气管炎，知道运动锻炼的重要性，我现在是每天坚持运动锻炼，要么散步、打太极拳，要么就练习祛病延年二十式等，可运动后不是太劳累，就是感到不解乏，总是掌握不好运动的量，麻烦您给我讲一讲**慢性支气管炎患者如何正确掌握运动的量？**

解答：您每天坚持运动锻炼的做法很好，运动锻炼对身体健康十分有益，慢性支气管炎患者宜坚持适宜的运动锻炼。不过慢性支气管炎患者应选择力所能及、简单易行、体力负担不大、运动缓慢而有节奏、竞争不太激烈的运动，并结合自己的兴趣爱好，如选择散步、太极拳等，同时还应正确掌握运动的量。

慢性支气管炎患者如何正确掌握运动的量呢？慢性支气管炎患者的运动要坚持三个原则，即有恒、有序、有度，做到长期规律地，循序渐进地，按各人具体情况适度地运动，才能获得满意的效果。运动量太小起不到运动锻炼的作用，过度运动不但难以达到运动锻炼的目的，还可引发诸多不适，所以正确掌握运动量十分重要。运动量要因人而异，运动量可根据运动时的心率以及运动后的反应进行调整。

运动量要因人而异，最常用的方法是根据心率来确定运动量的大小是否合适。一般来说，健康的人，尤其是青年人，在运动时可根据身体的状况选择一些较为剧烈的运动，心率达到最高限度130次/分钟时，可取得最佳效果。慢性支气管炎患者，尤其是中老年慢性支气管炎患者，运动量应该小一些，40～50岁的患者，其运动量应能保障最高心率小于120次/分钟；50～60岁的慢性支气管炎患者在运动时，应以心率不高于110次/分钟为宜；60岁以上的慢性支气管炎患者，其运动时的心率应根据身体的素质和病情适当掌握，但宜低于110次/分钟。当然,用来衡量慢性支气管炎患者运动量的标准并不是一成不变的,慢性支气管炎患者在实际运动中,还应结合自己的年龄、性别、体质、病情等因素灵活掌握,如果患者在运动时出现胸闷、胸痛、气短、喘息等症状,即说明运动量过大,应适当调整运动量至自己感觉舒适的程度。

在进行运动锻炼时,开始的运动量要小,锻炼的时间不宜过长,应循序渐进,根据病情和体力逐渐增加运动量。运动的时间一般要求每次持续 10~30 分钟,每日 1~2 次,并宜根据运动者的身体状况和所选择的运动种类以及气候条件等灵活而定。

十六、呼吸操对防治慢性支气管炎有哪些作用?

咨询:我今年 44 岁,有近十年的烟龄,前天查出患有慢性支气管炎,我知道慢性支气管炎患者要加强运动锻炼,注意防寒保暖防感冒,听说练习呼吸操是防治慢性支气管炎行之有效的方法,想进一步了解一下,请您告诉我**呼吸操对防治慢性支气管炎有哪些作用?**

解答:慢性支气管炎患者特别是慢性支气管炎并发肺气肿的患者,其呼吸功能都有不同程度的减退,呼吸操作为医疗体育的一种形式,对防治慢性支气管炎、恢复呼吸功能、阻止呼吸功能进一步下降等大有好处。将呼吸操防治慢性支气管炎的作用归纳起来,主要有以下几个方面。

(1)慢性支气管炎患者,特别是慢性支气管炎并发肺气肿的患者,膈肌长期处于紧张性过高的状态,活动能力差,故需要有意识地加强锻炼,加大它的活动范围。据研究观察,膈肌活动度每增加 1 厘米,就可能提高肺通气量 250~300 毫升。长期进行专门的呼吸操锻炼,可使肺气肿患者的膈肌活动度增加 2~4 厘米,这就使吸入氧气和呼出二氧化碳的量大为增加,从而促进呼吸功能的改善,使气短、气喘等症状减轻,甚至消失。

(2)慢性支气管炎患者,特别是慢性支气管炎并发肺气肿的患者,呼吸多以上胸部活动为主的浅而快的胸式呼吸,这种呼吸系统既不能保证肺脏有效通气量,又容易使胸部呼吸肌紧张疲劳。通过呼吸操的锻炼,患者可由此种呼吸逐渐变成以下胸部、膈肌及腹肌活动为主的深而慢的腹式呼吸,这样既可改善血液内氧和二氧化碳气体的交换,又不至于明显增加呼吸肌做功而避免疲劳。

(3)通过适宜的呼吸操锻炼,可增强其排痰能力,促进排痰,减轻由痰引起的气道阻塞,使呼吸变得通畅。

(4)呼吸操作为医疗体育的一种形式,可增强体质,放松精神,调动人体免疫系统的应激能力,增强免疫功能,提高机体的抗病能力,阻止病情进一步发展,使慢性支气管炎向好的方向转化。

十七、慢性支气管炎患者如何练习立式呼吸操?

咨询:我患有慢性支气管炎,最近时常咳嗽、咳痰,正在服药治疗,听说有一种立式呼吸操,不受环境条件的限制,坚持练习能改善呼吸功能,对慢性支气管炎的治疗康复很有好处,我准备练习一段时间,麻烦您给我讲一讲**慢性支气管炎患者如何练习立式呼吸操?**

解答:的确,立式呼吸操方法简单,不受环境条件限制,坚持练习能改善呼吸功能,对慢性支气管炎的治疗康复很有好处。练习立式呼吸操时,呈自然站立位,两脚分开与肩同宽,然后按下述方法进行练习。

(1)两手叉腰呼吸4~8次。

(2)一手置于肩上,一手侧平举并转体,左右交替做4~8次。

(3)双手置于肋缘吸气,然后压迫胸廓两侧并呼气,做4~8次。

（4）双手叉腰，直腿交替上抬4～8次。

（5）口唇呈吹口哨状用力呼气，做4～8次，此称为"唧简呼吸"。

（6）两手分别放侧肩上，做旋转运动4～8次。

（7）先展臂吸气，然后抱胸呼气，做4～8次。

（8）两腿伸直分别交替向外展，做4～8次。

（9）两臂伸直，两手十指交叉翻掌向上举并吸气，放下呼气，做4～8次。

（10）吸气时腹部隆起，然后弯腰呼气并收缩腹壁，做4～8次。

上述全套动作通常每日练习2次，分早晚进行，宜长期坚持。

十八、慢性支气管炎患者如何练习简易呼吸操？

咨询：我朋友老张，患有慢性支气管炎，在保持规律化生活起居的同时，坚持练习简易呼吸操，病情控制得很好，我最近时常咳嗽、咳痰，经检查诊断为慢性支气管炎，也想练习简易呼吸操，还不知道具体方法，我要问的是**慢性支气管炎患者如何练习简易呼吸操？**

解答：简易呼吸操是调养慢性支气管炎、改善呼吸功能行之有效的方法，您患有慢性支气管炎，练习简易呼吸操是可行的。简易呼吸操重点在于锻炼呼吸肌的力量，促使痰液排出，提高肺活量，改善肺的通气功能，缓解呼吸肌及有关肩背肌肉的紧张，坚持练习对慢性支气管炎患者大有好处，下面是具体练习方法。

1. 搓手、搓耳、洗脸运动

预备姿势：身体直立，两脚分开与肩同宽，两臂下垂，双手伸直，掌心向内。

动作：两手举至胸前，两手掌互相搓洗。用左手掌搓右手背，右手掌搓左手背，反复搓洗。双手拇指、食指放在两耳上，轻轻地用手指上下搓双耳。两手掌放在面颊部,像洗脸一样搓面颊部。然后两臂放下,还原至预备姿势。

要求:自然呼吸,每个动作反复 2～4 分钟,使局部感觉发热为止。

2. 屈臂扩胸运动

预备姿势:身体直立,两脚分开与肩同宽,两臂下垂,双手半握拳,拳心向内。

动作:两臂向前平伸与肩同宽,半握拳,拳心向下。两臂屈肘,同时用力向后振 1 次,然后弹回。向后再振 1 次。两臂向前平伸,拳心向下。共作 4 次。

要求:屈肘、后振要保持与肩平,后振时要用力,弹回时自然放松。

3. 直臂扩胸运动

预备姿势:身体直立,两脚分开与肩同宽,两臂下垂,双手半握拳,拳心向内。

动作:两臂向前平伸与肩同宽,半握拳,拳心向下。拳心翻转相对,两臂左右展开用力向后振,然后直臂弹回。向后再振 1 次。两臂向前平伸与肩同宽,半握拳,拳心向下。共作 4 次。

要求:两臂保持与肩平,后振要用力,弹回时自然放松。

4. 深吸气运动

预备姿势:身体直立,两脚分开与肩同宽,两臂下垂,双手伸直,掌心向内。

动作:抬头挺胸,双臂斜向上方举,同时用力深吸气。双臂自斜上方自然还原,同时上身微向前屈缓慢将气呼出。连续作 4 次。

要求:作深呼气运动,用鼻吸气,气要吸足,呼气时用嘴,气要尽量呼出,吸气、呼气都要缓慢进行。

5. 深呼气运动

预备姿势:身体直立,两脚分开与肩同宽,两臂下垂,双手伸直,掌心向内。

动作:抬头挺胸,双臂斜向上方举,同时用鼻作深吸气。双臂随上身前弯,逐渐将手伸向脚尖,同时将气呼出。呼气时,双臂随上身前弯,借助腹腔的压力,将气尽量呼出。共作 4 次。

要求:作深吸气运动时,与作深吸气运动一样,用鼻吸气,气要吸足,呼气时用嘴,气要尽量呼出,吸气、呼气都要缓慢进行。

6.(6)转体胸背部拍打运动

预备姿势:身体直立,两脚分开与肩同宽,两臂下垂,双手伸直,掌心向内。

动作:上身向左转,同时两臂随上身转动而屈肘摆动,右手摆向胸前用手掌拍胸,左手同时摆向身后用手背捶背。上身向右转,左手摆向胸前,用手掌拍胸,右手同时摆向身后用手背捶背。共做 4 次。

要求:两臂摆动要自然,全身肌肉要放松,自然呼吸。

十九、慢性支气管炎患者如何练习董焕然呼吸操?

咨询:我今年 50 岁,最近一段时间时常咳嗽、咳痰,每于晚上加重,经检查诊断为慢性支气管炎,我知道适当的运动锻炼能调养慢性支气管炎,消除咳嗽、咳痰,听说有一种董焕然呼吸操效果不错,麻烦您给我介绍一下**慢性支气管炎患者如何练习董焕然呼吸操?**

解答:这里首先告诉您,董焕然呼吸操调养慢性支气管炎的效果确实不错。下面给您介绍一下董焕然呼吸操调的具体练习方法,供您参考。

姿势选择:立式为双脚站立,自然分开约与肩宽,膝关节微屈不过脚尖,以使站立更稳。坐式为取适当高的木凳(有或无靠背均可)平坐,双大腿微分开与肩宽,大小腿成 90 度,大腿 2/3 着凳,1/3 离开凳面,背不靠椅背,让胸部活动自如,略含胸,腰直而不挺。卧式为仰卧,用适度高的枕平卧,双足略向外分开,双臂微张或上臂外展,前臂放在头两侧与上臂成 90 度。侧卧则左或右侧身带枕卧,靠床的上肢前臂略向前伸,下臂向上举放于枕上头的前方,另一上肢微弯曲靠搭在上方体侧,靠床的下肢微弯,膝关节成 120 度,另一下肢伸直放其上,其膝关节刚好位于下面下肢膝盖上。以上姿势均全身放松,头微低,下颌微收,双手松拳,下颌关节松弛。

放松意念:摆好姿势,全身放松,在自然自在感觉中思想放松。为达到"静",可闭目,默想数数,随呼吸数数或只用意念感受呼吸。

呼吸方法:呼吸的方法主要有"静息"呼吸法、缩唇呼气呼吸法、猛力吹气呼吸法和屏气呼吸法。

(1)"静息"呼吸法:不刻意做深呼吸,任其自然,均匀悠长地吸气呼气。正常人呼吸频率为每分钟 16～20 次,带意念呼吸往往较慢,每分钟约 12 次,肺气肿患者可使原有频率减少 1/4 或 1/3。

(2)缩唇呼气呼吸法:吸气时慢而深长,呼气时双唇收缩作鱼嘴状,让呼出气体遇一定阻力,延长呼气,吸呼比为 2:3 或更长,呼气时可默念数字或"呼、呼、呼"。

(3)猛力吹气呼吸法:张开手臂同时深长吸气,然后猛力呼气,双手交抑臂膀,头微低,口张开做发"呵"音状,让气体迅速顺利排出,迅速呵气后继续尽力补呼气,使肺内气体尽可能减少,呈"吸——呵——哈"。

(4)屏气呼吸法:双手(正手或反手)按于同侧肋部,作悠长的深吸气,屏气 1 秒钟,突然声门放松,让肺内气体自然喷发呼出,同时双手自上向内下方按压胸部,自然落下。

应当注意的是后两种方法不宜多做、长时间做,一般每日 10～20 次即可。以上各方法宜循序渐进,持之以恒地坚持练习,日久就会收到明显效果。

二十、慢性支气管炎患者如何练习保健呼吸操?

咨询:我今年57岁,在造纸厂工作,近两个月来时常咳嗽、咳吐黄黏痰,每于晚上加重,经检查诊断为慢性支气管炎,听说坚持练习保健呼吸操能调养慢性支气管炎,有助于慢性支气管炎的治疗康复,我准备试一试,请问**慢性支气管炎患者如何练习保健呼吸操?**

解答:坚持练习保健呼吸操确实能调养慢性支气管炎,有助于慢性支气管炎的治疗康复,您患有慢性支气管炎,练习保健呼吸操是可行的。保健呼吸操分摩鼻、扩胸、按腹、握拳、下蹲5部分,下面是其锻炼要求和具体锻炼方法。

1. 锻炼要求

(1)由胸式呼吸改为腹式呼吸。

(2)凡吸气动作,必须紧闭口,单用鼻腔吸气;凡呼气动作,应同时张口呼吸。

(3)可因人、因时、因地制宜地逐步增加肺部活动量,要经常坚持锻炼。

2. 锻炼方法

(1)摩鼻:

①用两手食指上下按摩鼻翼两旁的迎香穴及鼻梁两侧10~20次;

②.以右手掌心按摩鼻尖,方向从右向左,10~20次,再从相反方向按摩10~20次。

(2)扩胸:

①左脚向左跨出半步(距离与两肩同宽)。两臂向上举起,同时用力吸气;

②两臂回收至胸前,同时用力呼气,左脚收回原处仍成立正姿势;

③先左后右,左右交替重复以上动作,连做4次(根据自己体力增减,下

同）。

（3）按腹：

①左脚向左跨出半步（距离与两肩同宽），两臂侧举，掌心向上，头略后仰，同时用力吸气；

②两臂迅速收回按腹（以右手覆盖左手），上身略前屈，同时用力呼气；

③左脚收回，两手放下，仍成立正姿势；

④先左后右，左右交替重复以上动作，连做4次。

（4）握拳：

①两手握拳屈臂置于胸前（拳心向内），两臂同时向上后方摆动，连续3次，随着两臂摆动同时用力吸气；

②按以上动作，两臂向相反方向（即向下前方）摆动，连续3次，同时用力呼气；

③两臂放下恢复立正姿势；

④依照上述次序再做3遍。

（5）下蹲：

①左脚向左跨出半步（距离与两肩同宽），两臂从前至侧上举（掌心向下），同时用力吸气；

②两臂徐徐从前放下并下蹲，同时用力呼气；

③徐徐起立，左脚 回仍成立正姿势；

④依照上述次序再做3遍，先左后右交替。

二十一、慢性支气管炎患者练习呼吸操需要注意什么？

咨询：我今年65岁，是退休干部，患有慢性支气管炎，知道运动锻炼对慢性支气管炎的治疗康复很有帮助，也清楚呼吸操是调养慢性支气管炎行之有效的方法,想跟着电视练习呼吸操,但不清楚其注意点,请您告诉我**慢性支气管炎患者练习呼吸操需要注意什么?**

解答:的确,运动锻炼对慢性支气管炎的治疗康复很有帮助,呼吸操是调养慢性支气管炎行之有效的方法。为了获得最佳的呼吸锻炼效果,避免不良事件发生,慢性支气管炎患者在练习呼吸操时,应注意以下几点。

(1)全身肌肉要放松,整个过程节奏要自然轻松,不可屏气。开始动作要慢,由慢而快。可先取卧位,以后根据需要可取坐位、立位等。

(2)一般每日练习2~3次,每次5~10分钟,以身体能适应为度。1次练习的时间不可过长,以免因连续深呼吸造成换气过度发生头昏、眼花、胸闷、心悸等。

(3)做呼吸操的重点是加强呼吸功能,要用鼻吸气,用嘴呼气,呼气时间要比吸气时间长,呼吸比为2:1或3:1。

(4)慢性支气管炎患者在发生感染时不宜进行呼吸锻炼,要待炎症控制消失后方可进行呼吸锻炼。

(5)呼吸操锻炼要循序渐进,不可操之过急,要持之以恒,不能三天打鱼两天晒网。只有长期坚持锻炼,才能使肺功能得到改善。做操的目的之一是使日常呼吸也习惯于腹式呼吸,这样就可以不拘姿势,随时随地地练习。

二十二、慢性支气管炎患者如何练习慢性支气管炎防治操?

咨询:我今年60岁,患有慢性支气管炎,我知道慢性支气管炎患者不仅要注意防寒保暖防感冒,还要加强运动锻炼,以前我是每天坚持慢跑,昨天听说练习慢性支气管炎防治操效果不错,想试一试,我要咨询的是**慢性支气管炎患者如何练习慢性支气管炎防治操?**

解答:慢性支气管炎防治操可增加肺通气量,减少炎症,改善气道通气,对咳嗽、咳痰、气短、气急等有缓解作用,并可增进食欲和改善睡眠,是慢性支气管炎患者自我调养康复的有效方法。您患有慢性支气管炎,可在医生的指导下坚持练习慢性支气管炎防治操,下面是具体练习方法。

(1)立正,两脚分开与肩同宽,两臂下垂。双手伸直,掌心向内。两手举至胸前,两手掌互相搓洗。用左手掌搓右手背,右手掌搓左手背。双手放在两耳前,用拇指、食指轻轻地上下搓两耳。双手掌放在面颊部像洗脸一样搓洗面颊部。反复搓2~4分钟。

(2)身体直立,两脚分开与肩同宽,两臂自然下垂,双手半握拳,拳心向内。两臂向前平伸与肩同宽,半握拳,拳心向下。两臂屈肘,同时用力向后振1次,然后弹回。向后再振1次,两臂向前平伸,拳心向下。每组动作做4次。

(3)两脚分开与肩同宽,两臂向前平伸与肩同宽,半握拳,拳心向下。拳心翻转相对,两臂左右展开用力向后振,然后直臂弹回,再向后振1次。两臂向前平伸与肩同宽,半握拳,拳心向下。每组动作做4次。

(4)两脚分开与肩同宽。抬头挺胸,双臂向斜上方举,同时用鼻深吸气。双臂自斜上方自然还原,同时上身微向前屈缓慢将气呼出。每组动作做4次。

(5)两脚分开与肩同宽。抬头挺胸,双臂向斜上方举,同时用鼻深吸气。双臂随上身前弯,逐渐将手伸向脚尖,同时将气呼出。呼气时,双臂随上身前弯,借助腹腔压力,将气尽量呼出。每组动作做4次。

(6)两脚分开与肩同宽。上身向左转,同时两臂随上身转动而屈肘摆动,右手摆向胸前用手掌拍胸,同时左手摆向身后用手背捶背。上身向右转,左手摆向胸前,用手掌拍胸,同时右手摆向身后用手背捶背。每组动作做4次。

二十三、慢性支气管炎患者如何练习肺气肿呼吸体操？

咨询：我今年59岁，患慢性支气管炎已7年，前段时间又查出合并有肺气肿，听朋友说练习肺气肿呼吸体操对慢性支气管炎合并肺气肿的患者有很好的调养作用，我准备练习一段时间，但还不知道具体练习方法，请问**慢性支气管炎患者如何练习肺气肿呼吸体操？**

解答：肺气肿呼吸体操分腹式呼吸、侧弯运动、压胸呼吸、转体运动、压腹呼吸、转体弯腰、抱膝呼吸、抬腿运动、折体呼吸、蹬自行车、下蹲呼吸和整理运动共12节，是慢性支气管炎、慢性阻塞性肺气肿患者改善呼吸系统功能，减轻或缓解咳嗽、咳痰、气喘、气急等自觉症状的有效方法。您患有慢性支气管炎，同时合并有肺气肿，练习肺气肿呼吸体操是适合的，下面给您介绍一下肺气肿呼吸体操的具体练习方法。

（1）腹式呼吸：端坐，两脚分开与肩同宽，两手放松置于大腿上。吸气时腹部鼓起，呼气时腹部内陷。

（2）侧弯运动：端坐，两手叉腰，拇指向后。向左弯腰，左臂下垂，右臂上。还原，左右交替。

（3）压胸呼吸：端坐，两臂交叉屈肘置胸前。低头弓腰，两臂自然挤压胸部，呼气；还原，吸气。

（4）转体运动：端坐，两手叉腰。向左转体，右手向左推出；还原，左右交替。

（5）压腹呼吸：端坐，两手叉腹部，拇指向后。低头弓腰，两肘前摆，两手自然压腹部，呼气。还原，吸气。

（6）转体弯腰：端坐，两臂侧平举，手心向上，两腿伸直分开。弯腰同时向左转体,以右手触左足。还原,左右交替。

(7)抱膝呼吸:端坐,两臂半屈前平举。左膝屈曲上抬,两手抱小腿中段,使膝部贴胸,呼气。还原,吸气。换右腿做。

(8)抬腿运动:端坐,两腿伸直,两手撑椅子边缘。左腿伸直抬起。还原,换右腿做。

(9)折体呼吸:端坐,两臂半屈前平举。弯腰低头,至胸部贴近大腿,以两手臂环抱大腿,呼气。还原,吸气。

(10)蹬自行车:端坐,两下肢伸直,两手撑椅子边缘,两腿抬起,轮流伸屈,模仿踏自行车的动作。

(11)下蹲呼吸:手扶椅背站立,下蹲,足跟不离地,弯腰低头,呼气,还原,吸气。

(12)整理运动:放松站立,两手于腹前交叉。两臂侧平举,两手在头上方交叉,自然挺胸,吸气。还原,呼气。

二十四、慢性支气管炎患者怎样练习祛病健身早操?

咨询:我的邻居刘老师,患有慢性支气管炎,一直坚持练习祛病健身早操,这两年什么药也没吃,时常咳嗽、咳痰的情况竟然消失了,我最近总是咳嗽、咳痰,医生说是慢性支气管炎,也想练习祛病健身早操,我要问的是**慢性支气管炎患者怎样练习祛病健身早操?**

解答:祛病健身早操分为举臂呼吸、屈膝屈肘、摆动双手、屈膝屈髋、体肘侧屈、直立轻跳和便步行走7节。慢性支气管炎患者坚持练习祛病健身早操,能解除精神紧张和身心疲劳,增强机体新陈代谢,改善心肺功能,提高机体抗病能力,有助于缓解慢性支气管炎患者咳嗽、咳痰、气喘等自觉症状,预防或减少感冒及慢性支气管炎急性发作。您患有慢性支气管炎,坚持练习祛病健身早操是不错的选择,下面是给您介绍具体练习方法。

1. 举臂呼吸

预备姿势:双脚平行站立,距离与肩同宽,双臂自然下垂于体侧,全身放松。

做法:双手侧平举,掌心向下,略抬头吸气;还原成预备姿势,呼气。重复做以上动作4~6次。

2. 屈膝屈肘

预备姿势:双脚稍分开站立,双臂自然下垂于体侧,双眼平视前方。

做法:略屈膝下蹲,同时双手经两侧屈肘,手指触肩;还原成预备姿势。重复做以上动作4~6次,呼吸要均匀。

3. 摆动双手

预备姿势:双脚前后自然分立,双臂自然下垂,平视前方。

做法:双手交替前后自然摆动2次,呼吸1次(手前举与肩同高,后摆之后又回到与肩同高的位置,叫摆动1次)。先左脚在前,右脚在后,做4~6次;然后右脚在前,左脚在后,重复做4~6次。摆动的节奏要慢。

4. 屈膝屈髋

预备姿势:仰卧或坐姿。

做法:屈膝同时屈髋,呼气;还原成预备姿势,吸气。重复做以上动作4~6次。动作完毕,要静躺1分钟。

5. 体肘侧屈

预备姿势:双脚自然站立,双腿并拢,双臂自然下垂于体侧,全身放松。

做法:身体右侧屈,右手沿右腿外侧下伸,同时侧屈左肘,左手提至左腋下,呼气;还原成预备姿势,吸气。左侧动作同右侧,但方向相反。重复做以上动作4~6次。注意身体侧屈时腿不要弯曲。

6. 直立轻跳

预备姿势:双脚平行站立,距离稍比肩窄,双手叉腰,平视前方。

做法:原地轻跳,中等节奏,均匀呼吸,跳 10～12 次。

7. 便步行走

预备姿势:双脚自然站立,双臂自然下垂于体侧,全身放松。

做法:便步行走 3～6 次,节奏要逐渐减慢,同时做均匀地呼吸。

二十五、慢性支气管炎患者如何慢跑?

咨询:我今年 52 岁,是个农民,最近两个月时常咳嗽、咳痰、气喘,每于晚上或受凉时加重,今天到医院就诊,经检查诊断为慢性支气管炎,听说慢性支气管炎患者应坚持运动锻炼,很适合慢跑,并且跑步有一定的要求,我要问的是**慢性支气管炎患者如何慢跑?**

解答:慢跑又称健身跑,是一种轻松愉快的运动,也是近年来流行于世界的运动锻炼项目,它简便易行,无须特殊场地和器材,老幼皆宜,是人们最常用的防病健身手段之一,也是慢性支气管炎患者自我调养的好方法。

慢跑时大量的肌群参加运动,其供氧量比静止时多 8～10 倍,呼吸加快、加深,能使心脏和血管得到良性刺激,加强肺活量,增加气体交换,有效地增强心肺功能,增强机体抗病能力。通过适当的慢跑,可增强腿力,对全身肌肉,尤其对下肢的关节、肌肉有明显的锻炼效果,它能减轻体重,降低血脂、血压。同时,慢跑可提高机体代谢功能,调节大脑皮质功能,使人精神愉快,促进胃肠蠕动,增强消化功能,增强机体抗病能力。慢性支气管炎患者坚持慢跑有助于缓解咳嗽、咳痰、气喘等自觉症状,预防或减少感冒及慢性支气管炎急性发作,因此,慢跑也是慢性支气管炎患者常用的祛病保健方法。

慢跑前要进行身体检查,严防有慢跑禁忌证者进行慢跑,慢性支气管炎患者急性发作或伴有严重的肺源性心脏病时,均不宜慢跑。慢跑时应稍减一些衣服,做 3 ~ 5 分钟的准备活动,如活动活动脚、踝关节及膝关节,伸展一下肢体或做片刻徒手体操,之后由步行逐渐过渡到慢跑。慢跑时的正确姿势是全身肌肉放松,两手微微握拳,上身略向前倾,上臂和前臂弯曲,呈 90 度左右,两臂自然前后摆动,两脚落地要轻,呼吸深长而均匀,与步伐有节奏的配合,一般应前脚掌先落地,并用前脚掌向后蹬地,以产生向上向前的反作用,有节奏地向前奔跑。

采用慢跑运动进行锻炼时,要有一个逐渐适应的过程。慢跑通常应先从慢速开始,等身体各组织器官协调适应后,可以放开步伐,用均匀的速度行进。慢跑时应以不气喘,不吃力,两人同跑时可轻松对活为宜。慢跑的距离起初可短一些,要循序渐进,可根据自己的具体情况灵活掌握慢跑的速度和时间,运动量以心率每分钟不超过 120 次,全身感觉微热而不感到疲劳为度。慢跑的速度一般以每分钟 100 ~ 120 米为宜,时间可控制在 10 ~ 30 分钟。在慢跑行将结束时,要注意逐渐减慢速度,使生理活动慢慢缓和下来,不可突然停止。

慢跑应选择在空气新鲜、道路平坦的场所,不宜在车辆及行人较多的地方跑步,不要在饭后立即跑步,也不宜在跑步后立即进食,并应注意穿大小合适、厚度与弹性适当的运动鞋。慢跑后可做一些整理活动,及时用干毛巾擦汗,穿好衣服。慢跑中若出现呼吸困难、心悸胸痛、腹痛等症状,应立即减速或停止跑步,必要时可到医院检查诊治。

二十六、爬楼梯有助于改善心肺功能吗?慢性支气管炎患者怎样坚持爬楼梯?

咨询:我是 XX 公司会计,平时在 11 楼办公,通常是坐电梯上下楼,最近一段时间时常咳嗽、咳痰,经检查诊断为慢性支气管炎,听说坚持每天爬楼梯有助于改善心肺功能,我准备试一试,请问**爬楼梯有助于改善心肺功能吗?慢性支气管炎患者怎样坚持爬楼梯?**

解答:这里首先告诉您,爬楼梯确实有助于改善心肺功能。平时很少上楼的人,偶尔登楼,到三四层常就感到胸闷心悸、气喘吁吁,而经常爬楼梯的人,上楼时步履轻健,一般不会出现气喘胸闷,这是因为经常爬楼梯使心肺功能得到增强的缘故,爬楼梯也是锻炼身体,防治慢性支气管炎、慢性阻塞性肺气肿的好办法。

有资料表明,爬楼梯时消耗的热量比静坐多 10 倍,比散步多 3 倍,比打乒乓球多 1.3 倍,沿着 6 层楼的楼梯爬上 2~3 次,相当于平地跑 800~1500 米的运动量。经常爬楼梯,不仅能提高下肢关节功能和肌肉的收缩和放松能力,还可加速全身血液循环,改善心肺功能,促进组织器官的新陈代谢,增强机体免疫功能,提高抗病能力。通过爬楼梯,还能减肥、降低血脂、调节大脑皮质功能。

爬楼梯也是慢性支气管炎患者进行运动锻炼的有效方法,慢性支气管炎患者坚持爬楼梯,有助于改善心肺功能,缓解咳嗽、咳痰、气喘等自觉症状,预防或减少感冒及慢性支气管炎急性发作。需要说明的是爬楼梯锻炼只适宜于没有严重心、脑、肾等器官病变的慢性支气管炎患者,爬楼梯锻炼宜与药物治疗、饮食调养、起居调摄等其他治疗调养方法配合应用,以提高疗效。

在爬楼梯前,要先活动一下踝、膝关节,避免扭伤,宜穿有防滑作用的软底鞋,不可穿皮鞋或高跟鞋。要根据每个人的身体健康状况选择爬楼梯的方法,做到循序渐进,由慢到快,不可急于求成。爬楼梯应以慢速为宜,一般以中等强度,不感到非常吃力和紧张为好;要爬停相间,每爬 1~2 层在楼梯转弯的平台上略停片刻。通常每次锻炼的时间控制在 10~15 分钟,每日 1~2 次,以感觉周身发热、微出汗即可,只要坚持进行,定能获得成效。锻炼的时间不应在饭后或临睡前进行,最佳时间应选择在每日早饭前、上午 9 ~ 10 时、下午 4 ~ 5 时。在爬楼梯时还要做到身心结合,脚到眼到,不可分心,以防发生意外事故。

二十七、耐寒锻炼对身体健康有什么益处?

咨询:我患慢性支气管炎已近十年,每于冬季复发加重,我知道慢性支气管炎要注意防寒保暖防感冒,今天从电视养生节目中看到耐寒锻炼对身体健康很有益处,能预防慢性支气管炎急性发作,想进一步了解一下,请您给我讲一讲**耐寒锻炼对身体健康有什么益处?**

解答:的确,耐寒锻炼对身体健康很有益处,能增强机体抗病能力,预防慢性支气管炎急性发作。所谓耐寒锻炼,是指通过体育锻炼的方式,提高机体自我抵抗寒冷的能力,从而达到强身健体、防治疾病的目的。耐寒锻炼能给身体健康带来很多益处,主要表现在以下几个方面。

1. 有效提高机体抗病能力

耐寒锻炼是提高机体抗病能力行之有效的方法。有研究表明,冬泳者的免疫球蛋白 A、免疫球蛋白 C、免疫球蛋白 M 水平处于正常平均值的上限,尤其是免疫球蛋白 A 明显增加。有关机构曾对参加冬泳前后的人群作过年均感冒发生次数的统计,冬泳前 60 岁以下组为 3.8 次,60 岁以上组为 4.3 次,冬泳后 60 岁以下组无感冒,60 岁以上组仅为 1 次,其病程也明显缩短。耐寒锻炼还使得慢性鼻炎、鼻窦炎、咽喉炎、牙周炎、急慢性支气管炎等的发病率明显下降。

2. 提高心血管系统的功能

寒冷刺激下,皮肤血管收缩,大量血液进入内脏组织,使内脏器官血管扩张,继之皮肤血管扩张,大量血液又从内脏流入体表。这种一缩一张的"血管体操"使全身血管得到了锻炼,增强的血管弹性,还能扩张冠状动脉,从而改善了心脏代偿功能和工作能力,有助于防治心血管疾病,延缓衰老。

3. 提高神经系统调节功能

经常性的耐寒锻炼有助于改善大脑皮质下的体温调节中枢功能,增强人体反应灵敏性,一旦当人体受到寒冷空气的刺激,大脑皮质能更快、更准确地调节身体的产热和散热过程,以保持体温恒定。同时耐寒锻炼还能克服锻炼者的畏寒情绪,从心理上促使呼吸、血压、心跳产生良好反应,使身体产热增加以抵御寒冷。此外耐寒锻炼还能相应提高颈、胸、腰等处脊神经对冷热刺激的传导机能,使人体内外协调一致,大幅度提高抗寒能力。

4. 提高机体的新陈代谢率

耐寒锻炼能加快体内物质代谢,使身体对胰岛素敏感性增强,糖原储备增多,对糖尿病的防治具有独特的效果。耐寒锻炼还使血液中纤维蛋白酶、脂肪酶活性增强,降低血液低密度脂蛋白、甘油三酯的含量及分解沉积在血管壁上的粥样硬化斑块,这对预防和减少脂质代谢异常、心肌梗死、脑卒中等大有好处。

5. 提高皮肤抗寒耐寒能力

耐寒锻炼还能有效提高皮肤抗寒耐寒能力。皮肤受到寒冷刺激 5 分钟后,坚持耐寒锻炼者的皮肤温度可较快地恢复正常,而一般人则需要 10 分钟左右。这是由于耐寒锻炼后体内产热量明显增加,显著提高了人体对寒冷的抵御能力。另外也与耐寒锻炼后皮肤的好、感热与传导功能强有关。

二十八、慢性支气管炎患者进行耐寒锻炼的方法有哪些?

咨询:我今年 54 岁,近段时间时常咳嗽、咳痰,每于晚上或受凉时加重,经检查诊断为慢性支气管炎,听说寒冷的冬季慢性支气管炎容易急性发作,适当的耐寒锻炼能有效预防慢性支气管炎急性发作,我要咨询的是**慢性支气管炎患者进行耐寒锻炼的方法有哪些?**

解答:的确像您听说的那样,寒冷的冬季慢性支气管炎容易急性发作,适当的耐寒锻炼能有效预防慢性支气管炎急性发作。有人将耐寒锻炼、呼吸操、戒烟等喻为预防慢性支气管炎的几张盾牌,而且将耐寒锻炼放在首位。大量实践证明,进行适当的耐寒锻炼是预防慢性支气管炎急性发作的有效方法之一。耐寒锻炼的方法有很多,其目的是通过耐寒锻炼加强身体对外界温度变化的适应性,增强抗寒能力,有效预防感冒和慢性支气管炎急性发作。常用的耐寒锻炼方法有积极的室外耐寒锻炼、简易的耐寒按摩以及适当的冷水锻炼,其中冷水锻炼包括一般冷水锻炼和冷水浴。

1. 室外耐寒锻炼

慢性支气管炎、慢性阻塞性肺气肿患者由于长期患病,身体健康状况下降,体力差,活动后使气喘加重,故部分患者不愿意运动锻炼,尤其在秋冬季节,惧怕寒冷刺激,更少到室外活动,如此年复一年,他们的耐寒能力越来越差。积极的室外活动能改善身体健康状况,增强机体抗病能力,慢性支气管炎患者可采取早晚散步呼吸新鲜空气、适当快走、慢跑、练习太极拳、练习祛病延年二十式等方式进行体育锻炼,增强耐寒能力。当然室外活动要量力而行,要注意保暖,根据气温变化和锻炼情况及时增减衣服,活动后要及时擦干汗液,避免在风凉处消汗,以防受凉感冒。

2. 简易耐寒按摩

简易耐寒按摩是提高机体耐寒能力的有效方法,可用手摩擦头面部及上下肢的暴露部分,每日数次,每次数分钟,到皮肤微红为止。穴位按摩对预防感冒和慢性支气管炎急性发作有肯定的疗效,可选用擦鼻梁、按摩风池穴、按摩迎香穴的方法进行耐寒按摩。①擦鼻梁:用两手食指擦摩鼻梁两侧,至有热感为止;

②按摩风池穴:用两手掌心或手指前端按摩两侧风池穴,每次按摩 30 ~ 60 下,每日按摩 2 ~ 3 次;③按摩迎香穴:用食指尖侧面轻轻揉按迎香穴 1 ~ 3 分钟,每日按摩 2 ~ 3 次。

3. 适当冷水锻炼:通常把水温低于 20 度的水称为冷水,一般冷水锻炼就是用冷水洗手、洗脸、洗脚和揉搓鼻部,逐渐用冷水擦洗面部、颈部,通常每次 5 ~ 10 分钟,每日 1 ~ 2 次,1 个月后可逐渐擦洗四肢至全身,四季不断。冬季因寒冷可改为温水擦洗,并逐步向冷水浴过度。

冷水浴是指在水温 12 ~ 20℃ 的水中冲洗或擦浴,冷水浴有多种形式,作用最轻的是擦浴(冷水擦身),其次是冲浴(冷水洗身)、淋浴、盆浴,作用最强的是在低温下游泳(即冬泳)。冷水浴是冷水锻炼的特别形式,冷水浴不仅可锻炼皮肤血管神经,加速血液循环,促进新陈代谢,同时也锻炼了高级神经系统和全身其他器官,提高它们适应客观环境变化的能力,所以冷水浴有强身健体、防病治病的作用。进行冷水浴要从简单的方式开始,先练习擦洗和冲洗,经相当时间锻炼,身体逐渐适应后再进行淋浴和盆浴,冬泳则只限于有特殊训练的人。每次进行冷水浴前需先行温水擦身淋浴,然后逐渐降低水温,一般不要低于 12℃。

二十九、慢性支气管炎患者进行耐寒锻炼需注意什么?

咨询:我今年 59 岁,是化工厂工人,患慢性支气管炎已 3 年,每于冬季复发加重,听说通过耐寒锻炼能调养慢性支气管炎,预防慢性支气管炎急性发作,准备试一试,但不知道耐寒锻炼有什么注意事项,麻烦您告诉我**慢性支气管炎患者进行耐寒锻炼需注意什么?**

解答:耐寒锻炼确实能调养慢性支气管炎,预防慢性支气管炎急性发作。您患有慢性支气管炎,可以在医生的指导下根据您的具体情况进行耐寒锻炼。为了保证耐寒锻炼安全有效,避免不良事件发生,慢性支气管炎患者在进行耐寒锻炼时,应注意以下几点。

(1)耐寒锻炼的方法有多种,慢性支气管炎患者可在医生的指导下有选择地进行耐寒锻炼,室外耐寒锻炼、简易耐寒按摩是最常用的耐寒锻炼方法。

(2)耐寒锻炼要从温暖的夏季或晚春开始,循序渐进,慢慢适应,坚持不懈,千万不可急于求成。不要突然用冷水洗脸或进行冷水浴,否则会适得其反,使慢性支气管炎、慢性阻塞性肺气肿病情加重。

(3)当慢性支气管炎患者感冒发热、急性发作,或患有其他急性疾患时,要停止冷水锻炼,尤其是冷水浴。

(4)体质较弱、慢性支气管炎病情较重、肺功能较差者,可以采取一般冷水锻炼的方法,如冷水洗脸、洗手及搓擦面、颈、四肢等,不要勉强进行冷水浴。

总之,慢性支气管炎患者进行耐寒锻炼要有毅力,持之以恒,只有坚持才能见效。从夏练至冬,从冬练到夏,天气好时在室外做操、打太极拳、练习祛病延年二十式、散步、慢跑等,天气差时在室内冷水擦身及进行其他锻炼,常年不辍,无疑可使机体增强耐寒能力,少受凉感冒,减少慢性支气管炎急性发作。

三十、情绪对慢性支气管炎有什么影响?

咨询:我今年 56 岁,平时就容易急躁发脾气,自从前段时间查出患有慢性支气管炎,更是整天着急上火,动不动就想发脾气,医生说情绪波动会影响呼吸,不利于慢性支气管炎的治疗康复,劝我改一改,我不太相信,我要问的是**情绪对慢性支气管炎有什么影响?**

解答:这里首先明确一点,不良的情绪、情绪波动确实会影响呼吸,不利于慢性支气管炎的治疗康复。情绪是人类在进化过程中产生的,是人体对外界刺激的突然影响或长期影响产生的适应性反应,它与疾病的形成有着密切的关系。不少百岁老人的经验证明,乐观开朗是他们长寿的原因之一,若能经常保持乐观的态度,将对身体健康十分有利。相反,烦恼、忧愁、悲伤、焦虑、恐惧、愤怒、暴跌等都可能成为疾病的诱因,而损害身体健康。

据统计,现代人类疾病有 50% ~ 80% 是由于不良心态、恶劣情绪引起的。不良的情绪、情绪波动不仅容易致使人的抗病能力下降,诱发慢性支气管炎,也影响呼吸,不利于慢性支气管炎的治疗和康复,良好的情绪对防治慢性支气管炎无疑是积极有益的。《内经》中有"怒伤肝,喜伤心,思伤脾,悲伤肺,恐伤肾"的记载,悲伤肺就是指经常悲伤、消沉容易损伤肺气,导致肺的功能失调而产生一系列与肺有关的疾病,慢性支气管炎就是其中之一。人一旦患了慢性支气管炎、支气管哮喘、慢性阻塞性肺气肿等疾病,往往有很重的心理负担,即使性格开朗的人在病情反复发作、痛苦难忍时,也会产生消极悲观的情绪,若长期处于这种精神紧张状态,不仅对肺的生理功能有影响,而且对病情也是有害的。中医认为肺有卫外的功能,经常感冒的人与肺气不足有密切的关系,而慢性支气管炎本身就肺气不足,容易受到外界因素的影响而导致感冒和急性发病。若慢性支气管炎患者长期处于闷闷不乐的精神状态,必然会使肺气更加损耗,身体抗病能力不断下降,对病情的治疗和康复自然不利。

所以,慢性支气管炎患者应时时注意精神情志的调节,避免或减少忧虑、烦躁、恼怒等不良情绪的影响,尽可能保持健康愉快的心情,树立战胜疾病的信心,自觉主动地配合治疗,使疾病早日康复。

三十一、慢性支气管炎患者如何注意心理保健?

咨询:我最近时常咳嗽、咳痰,经检查诊断为慢性支气管炎,我知道慢性支气管炎是一种难以根除的慢性病，容易引发肺气肿、肺心病，不仅自己痛苦，还给儿女们添麻烦，现在我思想负担很重，想注意心理保健，请您告诉我**慢性支气管炎患者如何注意心理保健？**

解答：注意心理保健，摆脱焦虑、烦恼、沮丧的情绪，保持良好的情绪，对慢性支气管炎患者十分重要。心理保健实际上是调整心态，改善情绪，减轻精神负担，增强战胜疾病信心的过程。作为患者，应该主动地配合医生的治疗措施，调整心态，调节情绪，从而把心理因素对疾病的影响控制在最低点。慢性支气管炎患者的心理保健，应注意从以下几个方面入手。

1. 正确对待疾病

临床中经常发现，许多慢性支气管炎的"老病号"，往往对其所患的慢性支气管炎并不十分关心，他们对病情的波动已不那么计较了，觉得这么多年下来，还是老一套，老毛病好不了，却也不见得会一下子坏到哪里去。因而显得有些漫不经心，思想上存在麻痹意识，由于患病多年，对慢性支气管炎诸如咳嗽、咳痰、气喘等一些不适症状也慢慢适应了，这些患者往往不重视科学的治疗和调养，认为没有什么不舒服，用不着费劲整天注意治疗调养，对有关慢性支气管炎的知识更是知之甚少，有的人甚至不听医生的劝告，过度劳累、不知防寒保暖，也不注意饮食调养和加强锻炼，殊不知这样做易使病情急性发作和逐渐加重，极易引发慢性阻塞性肺气肿、慢性肺源性心脏病等。克服麻痹思想，正确对待疾病，是慢性支气管炎患者心理保健的重要一环，慢性支气管炎患者务必牢记。

2. 解除心理负担

与思想上存在麻痹意识者相反，有些慢性支气管炎患者思想负担很重，情绪极不稳定，终日忧心忡忡，结果慢性支气管炎没能稳定控制，失眠、心悸等诸多不适又出现了，使病情加重。有的患者出现消极沮丧，失去信心的不良心理，觉得自己给家庭和社会带来负担，成了"包袱"，不愿配合治疗，等待"最后的归宿"；也有的老年患者一时病情控制的不理想，对治疗失去信心，变得焦躁不安，怨天尤人。其实这种心理负担也是完全不必要的。尽管慢性支气管炎彻底治愈较为困难，但若能树立战胜疾病的信心，解除心理负担，改变不良的生活方式，化解心理矛盾，与医生密切配合，坚持治疗调养，是完全能够控制病情，使其长期处于临床缓解期，阻止慢性阻塞性肺气肿、慢性肺源性心脏病等的发生，正常生活的。

3. 保持平和心境

对慢性支气管炎患者来说，除了药物治疗、饮食调理、运动锻炼、起居调摄以及各种保健手段之外，保持乐观、平和的心境是十分重要的。人们常说"人生在世，时时有不如意之事"，关键是要看你是否能"想得开"，及时调节自己的心境。如能处惊不乱，坦然面对一切挫折，那是上等的境界。有时不良的情绪一时无法排遣，就干脆不去想那些烦心的事，等到事过境迁，自然而然地淡忘。所以，当遇到不满意的人和事，不要由着性子大发脾气，摔碗砸锅，要注意先"冷处理"，避免正面冲突，同时切忌生闷气，还应培养多种兴趣，多参加一些公益活动，做到笑口常开，乐观松弛。

4. 消除忧虑猜疑

有的慢性支气管炎患者一旦确诊为慢性支气管炎之后，便把注意力集中在疾病上，稍有不适便"神经过敏"，猜疑是否病情加重了，终日忧心忡忡；有的患者看了一些有关慢性支气管炎的科普读物，或报刊上的科普文章，便把自己的个别症状及身体不适进行"对号入座"，怀疑自己病情加重，或百病丛生，对医生的解释总是听不进去，有时总是希望医生说自己病情严重。疑虑越多，自觉症状越重，这样形成恶性循环，患者自然是终日心烦意乱，无所适从。有的患者因为猜疑过多，对治疗失去信心，往往借酒消愁，借烟解闷，使原本不太重的病情日趋加重。所以建议慢性支气管炎患者应注意消除忧虑、猜疑的心理，采取多种自我调养方法,培养多种爱好的兴趣,把对疾病的注意力进行转移。

三十二、"春捂秋冻"对慢性支气管炎患者有什么保健意义?

咨询:我最近时常咳嗽、咳痰,有时还有气喘,经检查诊断为慢性支气管炎,我知道慢性支气管炎患者要加强运动锻炼,注意防寒保暖防感冒,听说民间谚语"春捂秋冻"对慢性支气管炎也有保健意义,我想知道**"春捂秋冻"对慢性支气管炎患者有什么保健意义?**

解答:这里首先告诉您,"春捂秋冻"对慢性支气管炎患者确实有重要的保健意义。古人根据气候变化的特点,提出了"春捂秋冻"的养生原则。在我国大部分地区,春秋季节是冷暖交替的过渡季节,初春阳气初生,但阴寒未尽,所以天气时冷时热,变化快且明显,养生专家认为这个时期宜保暖,衣服不可骤减,以助人体阳气生发,故有"春捂"之说。

就整个春季的气候来看,其特点表现为天气多变,温差幅度较大,所以衣服要随时增减,同时注意棉衣不宜脱得过早。患慢性支气管炎、支气管哮喘等呼吸系统疾病的人更应注意,他们往往肺气虚而肌腠疏松,卫外不固,最易被风寒邪气侵袭,引起呼吸道感染,春季适当的"捂"是必要的。

秋季是由夏入冬的过渡季节,气温逐渐降低,特别是"白露"之后,北风吹来,驱散了暑气,天气变凉。晚秋的温差变化不如春季大,大致每隔4~5天日平均气温下降1℃左右,而且一日之内气温变化幅度较小,这样的天气虽凉而未寒,一般认为不宜过快地增添衣服,以便使身体逐渐适应寒冷气候,增加御寒能力,有利于慢性支气管炎、肺气肿等慢性病患者在冬季预防感冒,减少急性发作,故有"秋冻"之说,秋季适当的"冻"是养生保健的需要。

"春捂秋冻"是前人在长期养生防病实践中积累的经验,对慢性支气管炎患者的养生保健有重要的意义,值得我们借鉴。当然,"春捂秋冻"是就一般气候变化条件下而言,且"捂"和"冻"也是相对的、有限度的,在气候异常变化时,或人的体质不一时,应采取因时、因人制宜的方法做相应的调整。

三十三、慢性支气管炎患者怎样才能安全过冬？

咨询:我患有慢性支气管炎,知道寒冷的冬季是慢性支气管炎急性发作及容易加重的时期,很多慢性支气管炎病友一到冬天都整天闷在家中,不肯出门,我也特别害怕过冬,担心病情加重,不知道应该如何是好,我要咨询的是**慢性支气管炎患者怎样才能安全过冬?**

解答:我们常用"严寒"来形容冬季气候变化对人体的影响,每当秋风起、气温降,冬季到来、寒风劲吹的时候,因"旧病复发"而上医院就诊的"老慢支"患者就会明显增多,有人甚至将寒冷的冬季称之为老年慢性支气管炎患者的一个"关口",可见冬季对慢性支气管炎影响之大。

如何在呼吸系统疾病高发的冬季到来之前采取积极的预防措施,避免慢性支气管炎急性发作或减少其发作的次数,安全过冬,是每位慢性支气管炎患者都必须关注的问题。慢性支气管炎患者安全过冬,应注意以下几个方面。

1. 营造良好的生活环境

居室应定期通风换气,每次 30 分钟,每日 2～3 次,居室的温度和温度应适宜。居室内应尽量避免油烟、煤烟等的污染。可定期(每周)用食醋熏蒸消毒居室,通常按每平方米 2～10 毫升食醋计算,将食醋倒入容器中,置于燃具上,使食醋蒸发充满室内,同时要关闭门窗,每次熏蒸 30～60 分钟。

2. 戒烟同时不被动吸烟

众所周知,吸烟对慢性支气管炎的治疗和康复有百害而无一利,戒除吸烟对慢性支气管炎患者来说是十分必要的,在戒除吸烟的同时,还要注意避免被动吸烟,远离吸烟的人及烟雾缭绕的环境。

3. 要积极参加体育锻炼

为提高机体抗病能力和耐寒能力,慢性支气管炎患者在秋冬交替季节宜坚持用冷水洗脸、洗手,坚持进行适当的户外体育锻炼。

4. 注意合理的饮食营养

饮食营养要合理,可适当多吃高蛋白、高维生素、易消化吸收的食物,根据自己的具体情况可选食具有理气化痰、健脾祛湿以及止咳平喘等功效的食疗药膳进行调理,少吃辛辣、肥腻等刺激性食物,戒除饮酒。

5. 增强免疫力预防感冒

在医生的指导下可使用一些能提高机体免疫力的药物,如扶正固本的中药、核酪口服液等,也可肌内注射肺炎球菌疫苗、流感冒疫苗等。要尽量少去人多和空气污浊的公共场所,尽可能远离感冒患者,注意气候的变化,及时增减衣服,避免受凉感冒,一旦出现上呼吸道感染之症状应及时治疗。

慢性支气管炎患者一旦出现咳嗽、咳痰、气喘等症状时,应在医生的指导下选用化痰药、支气管扩张药,若有感染应使用抗生素。若咳嗽、咳痰加剧,呼吸困难,出现口唇发绀、下肢水肿或嗜睡等情况时,应及时到医院就诊,以免贻误病情。

三十四、慢性支气管炎患者起居养生的要点有哪些?

咨询:今年 51 岁,是个农民,最近一段时间时常咳嗽、咳痰,经检查诊断为慢性支气管炎,正在服药治疗,我知道慢性支气管炎患者应保持规律化的生活起居,注意起居养生,但具体怎么做并不太清楚,请您给我讲一讲**慢性支气管炎患**

者起居养生的要点有哪些?

解答:起居养生是指通过科学合理的生活方式,来达到促进健康、调养疾病的目的。生活起居与慢性支气管炎的发生发展有着十分密切的关系,科学合理的生活起居有助于慢性支气管患者的治疗和康复,慢性支气管炎患者应科学地安排每一天的生活。慢性支气管炎患者的起居养生,应着重注意以下几点。

1. 做到日常生活有规律

慢性支气管炎患者一定要做到生活有规律,每天按时睡觉,按时起床,并制定出生活时间表,养成有节奏、有规律的生活习惯,不要因为工作、社交活动、家庭琐事或娱乐破坏正常的作息时间。早晨起床后最好到室外活动一会,多呼吸新鲜空气,工作与休息要交替进行,做到劳逸结合,体力劳动后应注意充分休息,脑力劳动后应注意精神松弛。要注意气候的变化,及时增减衣服,出门或上班要注意安全,少到人多、拥挤及车多嘈杂的地方去。

2. 创造良好的居住环境

要创造一个相对安静、舒适、整洁、美观、幽雅的休养环境,居室要采光良好,明亮温暖,防止阴暗潮湿,室内要安静,通风良好,保持空气流通、新鲜。室内应保持合适的温度与湿度,室内墙壁以用浅淡、柔和的颜色为宜,给人以舒适、柔和、宁静的感受。庭院和居室内应放置盆花或在庭院内种植花草,利用鲜花的颜色、形态及清香来美化环境,净化空气,使患者能愉悦、兴奋,通过人体的感觉,调整和改善机体的各种功能,消除精神紧张,减轻疲劳。

3. 保证充足有效的睡眠

精神和躯体的安静,适当的休息,有助于恢复体力,增强抗病能力,对慢性支气管炎的治疗和康复是有益的。在慢性支气管炎患者的日常生活安排中,一定要保证充分有效的睡眠。一般来说,中老年慢性支气管炎患者每天至少要保证 7~8 小时的睡眠时间,临睡前要思想放松,不要思考任何问题,这样才能保证入睡快,睡眠质量好。

4. 坚持适量的运动锻炼

生命在于运动,运动锻炼是慢性支气管炎患者起居养生的一项重要内容,对慢性支气管炎的治疗和康复大有好处,但若锻炼失当,不但起不到健身的效果,反而会给机体造成损害。慢性支气管炎患者可根据自己的工作、身体条件,以及病情的轻重等,在医生的指导下选择适宜于自己的运动锻炼项目,如散步、慢跑、打太极拳等,进行锻炼,并长期坚持,"三天打鱼,两天晒网",是无法取得满意效果的。

5. 做到天天应有好心情

对于慢性支气管炎患者来说,保持心理平衡至关重要,对于不满意的人或事,要进行"冷处理",避免正面冲突。要培养多方面的兴趣,积极参加力所能及的社会公益活动及适合自己的文化娱乐活动,也可以培养自己的一些业余爱好,如学绘画、书法、种花、养鸟、垂钓、听音乐等。良好的兴趣和爱好可以开阔胸怀,陶冶情操,缓解身心紧张劳累,对于调节情绪和保持心理平衡大有裨益。愿所有的慢性支气管炎患者时时都能心情舒畅,天天都有好心情。

6. 保证合理的饮食营养

保证合理的饮食和营养是慢性支气管炎患者自我调养的重要方面,日常生活中要注意饮食调养,做到合理饮食,科学配餐,可适当多吃高蛋白、高维生素、易消化吸收的食物,少吃辛辣、肥腻等刺激性食物,戒酒,必要时还可应用药膳进行调养。当然,吸烟对慢性支气管炎患者的治疗和康复也十分不利,戒烟也是日常生活中应当注意的。

7. 注意防寒保暖防感冒

我们常用来形容冬季气候变化对人体的影响,"严寒"对慢性支气管炎患者而言更是一个严峻的考验,因为"严寒"是慢性支气管炎患者的高发季节,此时慢性支气管患者不仅容易感冒,也容易急性发病。要做好防寒保暖工作,顺应气候的变化,注意增减衣服等,预防感冒发生,感冒一旦出现,应及时治疗,这也是慢性支气管炎患者日常生活中应当注意的。